健康其实很简单

中医陪你过好每一天

方寸山乐知社 ◎ 编著

中国中医药出版社

图书在版编目（CIP）数据

健康其实很简单：中医陪你过好每一天／方寸山乐
知社编著 . —北京：中国中医药出版社，2022.8（2022.10重印）
ISBN 978 - 7 - 5132 - 7176 - 9

Ⅰ.①健… Ⅱ.①方… Ⅲ.①中国医药学－普及读物
Ⅳ.①R2-49

中国版本图书馆 CIP 数据核字（2021）第 188867 号

———————————————————————————————

中国中医药出版社出版

北京经济技术开发区科创十三街 31 号院二区 8 号楼
邮政编码　100176
传真　010 - 64405721
河北品睿印刷有限公司印刷
各地新华书店经销

开本 787×1092　1/32　印张 6.5　字数 106 千字
2022 年 8 月第 1 版　2022 年 10 月第 2 次印刷
书号　ISBN 978 - 7 - 5132 - 7176 - 9

定价　36.00 元
网址　www.cptcm.com

服 务 热 线　010 - 64405510
购 书 热 线　010 - 89535836
维 权 打 假　010 - 64405753

微信服务号　zgzyycbs
微商城网址　https://kdt.im/LIdUGr
官 方 微 博　http://e.weibo.com/cptcm
天猫旗舰店网址　https://zgzyycbs.tmall.com

前　言

　　孙文垣是明代嘉靖年间的名医。有一次，他住在浙江雉城的一户乡宦家，这户人家雇了一位竹匠，竹匠的夫人怀孕五月时罹患了心痛症，于是求助于孙文垣。

　　孙文垣详细地询问了病情，发现夫人开始犯心痛症的时间，乃是失足坠楼之时。于是孙文垣开了一个方——一味韭菜，榨汁喝，喝完后，夫人的心痛症消失了。

　　这个令人骄傲的故事，后来被收录到著名的医案集《名医类案》中。

　　明末清初的湖北名医刘若金显然看过这个故事。有一次，他接诊了一位贫困的老人。老人得的是噎膈之症，吃什么吐什么，并且胸中伴有强烈的刺痛。刘若金想了想，让老人用韭汁为药，滴入盐梅卤汁少许，徐徐吞咽。如果吃下去不吐了，就稍稍增加点韭汁的量。喝着喝着，忽然老人发生剧烈呕吐。最后吐出了数升稠涎，噎膈之症居然就这么痊愈了。

所以我们在刘若金的《本草述》中看到了这条记载：韭……（治）妇人经脉逆行，打扑损伤，及膈噎病……

所谓"百姓日用而不知"，其实中医药一直就在我们身边。小小的食材不值钱，短短的艾炷不起眼，可是我们的祖先却用它们维系健康，帮助万万千千的黎民百姓。

浩瀚艰深的中医经典，有时像高山一样让人生畏。初学中医时的我，每次捧起《黄帝内经》，生涩难懂的文字让我呼呼大睡，可其中的妙用又让我十分着迷。这种想弄清楚"为什么"的好奇心一直驱使着我不停地探索。十几年前，因为热爱中医、崇拜先贤，我与我的医生朋友们一起组建了中医学习小团体。我们坚持用浅近的语言、朴素的文字，向大家讲述古代圣贤的光辉思想、仁爱胸怀。

亲爱的读者朋友，愿你随时捧起这本小书，品读中医药的古朴魅力，愿你借助这些文字，看到中医药里美丽景致。

金小新

2022年暑日于上海

CONTENTS

目 录

CHAPTER ONE

1

CHAPTER TWO

2

CHAPTER THREE

3

CHAPTER FOUR

4

CHAPTER ONE

1

第一章

中医应对常见病

你必须知道的中医牙科知识

金小新

有一个"著名"的故事：一位患者因为牙龈出血，去看老中医的门诊。老中医一番望闻问切后，说："这是上火了，给你清清火就好了。"患者很高兴，照方抓药。可是喝了很久，牙龈还是照常出血。患者愤而去看牙医，牙医检查后说："你这个就是牙结石，洗掉结石就好了。"一番操作后患者自此牙龈不出血了。

这个故事大概是真发生过的。为什么中医开药没有让患者的牙龈停止出血，反而牙医洗洗牙就解决了这个问题呢？

中医是不是对牙科一无所知呢？显然不是。中医在历史的发展过程中，也有一些牙科相应的技术出现过。只是中医讲究整体观，故而没有发展出牙科的专科来。不过，在中医浩瀚的典籍中，细加检索，我们还是能找到一些沉没在历史中的一鳞半爪。

牙刷

中国古代有牙刷吗？答案是：有。

国内的考古发现，唐代已经有牙刷出现了。宋元时期的牙刷更为多见，其形态与现在几乎一致。宋代吴自牧所著的《梦粱录》(此书专门记载南宋临安风貌)中，就提到了，当时有专门售卖牙刷的铺子。南宋医家严用和在其著作《济生方》中介绍，"每日清晨以牙刷刷牙，皂角浓汁揩牙旬日数更，无一切齿疾。"可见，牙刷与牙药已经是生活中常见之物了。

牙结石

当今的中国人都知道按时洗牙的道理，但是古代的中国人有牙结石的概念吗？他们有洗牙的方法吗？答案是：有。

唐代王焘辑录而成的《外台秘要》中，就有对牙结石的记载，书中称牙结石为"食床"。书中记载："附齿有黄色物，如烂骨状，名为食床，凡疗齿看有此物，先以钳刀略去之，然后依方用药。其齿龈内附齿根者，形如鸡子膜，有如蝉翼缠著齿者，亦须细看之，不尔，其齿断永不附著齿根也。"

这里讲到的知识点与当代人们对牙齿健康的认识已经非常相近了。牙根附着的如鸡子膜、如蝉翼的缠齿者，应当就是现在所说的"牙菌斑"了。时间久了变为"如烂骨状"的黄色物就是牙结石。中医学称为"食床"，治疗的方法是要以"钳刀"去之。

牙龈萎缩

牙龈萎缩的原因有很多，比如刷牙方法不当、牙齿不齐、牙周病等，最常见的是牙周病。牙周病在中医里称为"牙宣"。除了"食床"应该用洗牙的方法去除以外，其余的牙周病是可以根据四诊辨证论治的，这其中很大一部分就是大家通常说的牙齿"上火"了。"上火"往往属于实证，而有一些牙周疾病是属于虚证的范畴，虚与实，其治疗原则是截然不同的。

中医学认为，牙龈属脾胃。脾胃功能下降，就会导致输送给牙龈的营养不足，从而导致牙龈萎缩。在这种情况下，补气健脾的中药就可以派上用场了。

还可以给牙龈做按摩，从牙龈的根部轻柔地向牙齿方向推按，有一定促进牙龈生长的作用。药王孙思邈在《备急千金要方》中记载："每旦以一捻盐内口中，以暖水含，揩齿及叩齿百遍，为之不绝，不过五日，口齿即牢密。凡人齿龈不能食果菜者，皆由齿根露也，为此盐汤揩齿叩齿法，无不愈也。"

这里提到了叩齿法，叩齿法是中国道家修行的一个方法。通过上下牙齿轻轻叩碰，有鼓荡肾气的作用。中医学认为"骨为肾之余，齿为骨之余"。肾气鼓荡，自然牙齿健硕。由于"肾主恐"，所以古人有在路过坟地时叩齿的说法，从中医学的角度来看，此法可鼓荡肾气，有振奋心志战胜恐惧的作用。

牙槽骨吸收

西医学认为，牙槽骨吸收几乎是不可逆的。所以预防重于治疗。中医学除了前面提到的对"食床""牙宣"的治疗之外，古人也做了很多有益的尝试。这里要提到一个人，就是清代名医陈修园。陈修园是当时的经方家，进京会试期间，用自己发明的狗皮膏药治好了和珅的足痿病，名动京师。和珅想以举荐陈修园入太医院担任院使为诱饵，让其留在身边，被陈修园拒绝。陈修园老年时回归福建乡里，讲学育人，培养了大量的中医人才，是清代最具影响力的中医学家之一。

陈修园在其医书中讲到了一个故事：治牙之方甚多，苦无大效。昔有人四十后病齿，大牙已脱三个，遇德州鲁南石相国之弟传此方，用之动者复固，齿病遂除，即冬月食火锅并煎炒等物，牙缝里出疙瘩，用此末多搽一两次，旋即消减，真第一效方也。若于三四十岁即用之，无间断，可保至老不脱，永免牙患。有此神方，诸方可废也。

怎么样，是不是很有趣。牙槽骨吸收导致的问题主要是牙齿松动及脱落。这个被陈修园誉为"第一效方"的方子是啥呢？请看原方：青盐五钱，石膏五钱，制补骨脂四钱，花椒一钱五分（去目），白芷一钱五分，南薄荷二钱五分，旱莲草二钱五分，防风二钱五分，细辛一钱五分。共为细末。将方中药物一起研为细粉。每天早上洗脸后，用之搽牙，然后漱口吐掉。

这个方中提到了青盐，应该就是孙思邈盐汤揩齿中所用之盐。中医历代治牙的处方不少，青盐几乎每方必见。青盐因是青海盐湖所产，故而得名。

所以，选对正确的方法和辨证地分析是面对疾病的首要举措啊！

各种耳病的自救大全

明　澄

庚子年，除了眼睛不适，还有耳朵，《素问》云："岁金太过，燥气流行，肝木受邪。民病两胁下少腹痛，目赤痛眦疡，耳无所闻。"最近找我询问各种耳病的患者真不少啊！耳道痛的、流脓的、淌水的、耳朵往外冒凉气的、耳鸣耳聋的……一个个地回答太麻烦啦，写一篇关于各种耳病的自救大全吧！

各种耳朵不适的，都可以用这个方法：

麝香壮骨膏剪成 1cm×1cm 的正方形，睡前贴翳风穴、听宫穴、太阳穴、中渚穴、阳陵泉穴、地五会穴，晨起后拿掉。

耳道肿痛

耳道肿痛分几种情况。其中一种是在耳甲腔或靠近耳道外面的地方突然出现一块痛不可触的皮肤，然后逐渐红肿变大，疼痛加剧，直到溃破才减轻。中医学称作

"耳疖"，相当于西医学的外耳道疖肿或者部分外耳道炎。这个病多是由于火毒之邪，循经上耳，壅聚耳窍而成，或者是因为肝胆湿热，或过食膏粱厚味，或吃得多动得少也是一个原因！

方法1：菊花叶子30g，煎煮成浓汁澄清后，冲洗外耳道即可，每天3～4次。

方法2：蛋黄油30mL，冰片1.5～3g，把冰片研碎加入蛋黄油中搅拌均匀，涂患处即可。注意：若患处溃破不可使用。

中耳炎

中耳发生化脓性或非化脓性炎症，中医学称"脓耳"，子时（23点至1点）会疼痛异常，过后无感。我儿时因为每日游泳，耳中灌水没及时清理生过此病，23点时痛得在床上打滚，因为此时胆经当令，所以这个病跟肝胆有关啊！

方法1：白矾末6g，鸡蛋1个。把鸡蛋凿开一个小孔，放入白矾末，用湿纸封口，再放到火上烤至焦黑存性，然后研成细末，先把耳内浓水清理干净，然后将药末吹入耳内，可以敛湿、固皮、生肌。注意用药期间忌食辛辣刺激性食物。

方法 2：鸡蛋清与香油调匀，然后用棉签蘸少许涂耳内，能消肿镇痛。根据自己的症状配合内服夏桑菊颗粒或小柴胡颗粒。若是耳朵往外淌清水，就跟脾湿有关，可以吃点儿参苓白术散。

耳鸣、耳聋

耳鸣是指患者自觉耳内鸣响，有如蝉鸣，或如潮声。耳聋是指不同程度的听觉减退，甚至消失。耳鸣可伴有耳聋，耳鸣也可能发展成耳聋。如果是单侧出现症状，多跟颈椎、肝胆有关，如果是双侧出现症状，多跟肾的关系比较大。

方法 1：每天早晨细细嚼食 5 枚核桃肉，久服有效，此法适用于双耳出现耳鸣症状的患者。最好在早上 5~7 点服用，效果更佳，因为卯时是补肾最好的时机。

方法 2：芹菜连根 120g，粳米 250g，芹菜切碎与粳米同煮，可以化痰消火，适用于肝胆火旺的耳鸣。

方法 3：芥菜籽 30g，研末，用药棉裹住，睡前塞入耳内，晨起拿掉。适用于暴鸣、暴聋，小儿慎用。

方法 4：小葱取葱白段，一头蘸芝麻油，没蘸芝麻油的一头塞入耳中，点燃蘸芝麻油的一头，注意用火安全。此法对于耳聋、耳鸣、耳中冒冷气有效。

方法5：石菖蒲30g，猪肾1枚，葱白30g，粳米60g，先煎石菖蒲取汁，去渣，再把其余几样放入药汁中一起煮粥，空腹食用，可以祛痰浊，通耳窍。

想要养肝，早睡是最好的良药，耳聪目明都离不开肝血的滋润，血卧则归肝，早点上床睡觉吧！

乳腺增生竟和这个姿势有关

明　澄

　　那天一早到诊所，已经有两位女患者在等待了，赶巧的是，她们都有乳腺增生的问题。看看她们俩的站姿，有着极为相似之处，那就是双肩内收，含胸弓背，挺肚塌腰。我让她俩面对面站好，互相看看对方，跟照镜子似的，俩人都忍俊不禁。

　　乳腺增生主要症状是乳房疼痛或胀痛，少数患者还会有乳头溢液。有的患者腋下和肩背部会出现疼痛，这个疼痛呈周期性，在月经前会加重，经期过后逐步减轻。中医学认为，这种疼痛与肝气郁结有很大关系，但我在临床上发现，这类患者的姿态都不是很理想。

　　我让其中一个女患者躺在病床上，沿锁骨下在胸前轻轻按压，患者整个胸大肌分布的区域都很紧张，摸上去硬邦邦的。于是我给她来了一针松筋解结，不留针。出针后，她吐了一口气说："舒服多了！之前这里一直有疼痛的感觉，这会儿没了，摸上去也柔软了。"我让她找到增生的位置，用手按住，打算再来一针把它处理掉。结果她摸了半天，摇摇头，尴尬地笑道："我摸不到了。"然后我帮她调整了姿势，教了她一些自我纠正的方法，希望她保持良好的体态，避免再受此病的干扰。

为什么姿态不良会引起乳腺增生

我们来找找根源，在生活里能看到很多人背挺不直，尤其一些处在发育期的小孩。看到这种姿态就可以判断他们的脾胃不好，中气不足，欠一口气，这口气就是用来支撑脊柱的。想想看，当自己累的时候，就会不自觉地松懈下来，腰背也随之塌软，尽管这只是一时性的，可脾胃乃后天之本，气血化生之源，如果这个源头出了问题，那么气血就很难支撑起脊柱，不自觉地就会含胸弓背了。当胸背不能挺直的时候，脖颈便会前伸，肚子也会前送，这样才能保持一个重心的稳定，虽然这也是个平衡，可是却是一个弱态平衡，时间长了会有很多问题。

我们都知道，内脏是挂在脊柱上的，脊柱不能挺直，内脏压力不均，脏器就会受累。含胸弓背的姿势，肝和胃都很难舒展，而肝经走乳头，胃经走乳房，肝胃气滞失和，也是导致乳腺病的一个主要原因。

胃经如果有了问题，便会循膺乳、气冲、股、伏兔、骭外廉、足跗上皆痛，这里重点看与乳房相关的膺乳部位，膺读yīng，本义是胸，具体部位在胸傍，即胸部两侧的胸大肌隆起处。

从人体平衡力学的角度来看，乳房的疼痛与这个部位的肌肉失衡大有关系。从前面提到的两个患者便知，不良的姿态也是直接导致这里血液循环变差的主要因素。由于长期含胸弓背，胸大肌得不到伸展，加上化生气血的脾胃供应不足，胸大肌就会因为缺少滋养欠缺弹性，变得紧张僵硬，从而挤压乳腺管。而乳腺管受到挤压后，某些部位就会扩张成囊状，形成一个或多个囊肿，表现为一侧或双侧乳房多个大小不一的囊肿，呈圆形或不规则形状，触摸时质地硬而韧，有一种摸橡皮块的感觉。

我的一位老师告诉过我，患者来了，先看患者的姿态，如果是一个挺胸拔背的，这个患者的病就不会重，预后也会良好；如果是一个含胸驼背的，这个患者多半是慢性病，而且容易反复。

既然找到了原因，那么就好解决了。被这个问题困扰的女性，首先要调整自己的姿态。如果有时间，不妨去练一下芭蕾舞的预热动作，这个动作能很好地纠正肩背。其次就是要注意调养好自己的脾胃，吃饭保持七分饱，不吃生冷寒凉的食物，少吃水果，少喝牛奶。如果消化特别不好，就要少吃芹菜、竹笋等蔬菜。最后每晚可以在泡脚后临睡前，用手从太冲穴往行间穴推一两百下，再用刮痧板从腋下向腰际刮，动作以轻柔舒服为主，左右刮五六十下即可。另外还可以用拳头敲打曲泉穴，注意，下手别太狠！

身体各种痛，中医让你懂

明　澄

小学时我坐第一排中间，上课与老师面对面。一天下午，班主任让大家自己写作业，我写着写着，突然肚子疼痛，忍不住双手按着肚子抬头向她求助。谁知道班主任也皱着眉头，双手捂着肚子。看到我的样子，她忽然很生气，说我模仿她，真是天大的冤枉！为此我郁闷了很久！后来我去邻居家玩耍，她家晒台上晒了很多生南瓜子，我吃了一小把后，忽然痛不可忍，跑到厕所，排出一条蛔虫来，自此与腹痛说了拜拜！

学了中医之后，回想起当时班主任的样子，她的手放在小腹上，而且心烦易怒，大抵是痛经。不禁感慨，如果人人都懂点中医，岂不是容易互相理解些？

我们平日里最常见的就是疼痛，了解一些疼痛的常识，当身边的人忽然出现疼痛，才能更好地帮助到他（她）。

要看疼痛的部位

部位不同，代表的问题也不同。比如最常见的腹痛：如果痛在右下腹，有可能是阑尾炎；痛在左上腹，有可能胰腺和脾的问题；痛在上腹部，有可能是胃和胰的问题；痛在右上腹，有可能是肝或胆的问题；痛在肚脐，有可能是小肠的问题；痛在左下腹，有可能是乙状结肠的问题……

如果是头痛，还可以从经络角度去考虑：头痛连项（脖子前面叫颈，后面叫项），当后脖颈不适时，可考虑足太阳膀胱经；两侧头痛，可考虑足少阳胆经；前额头痛，可考虑足阳明胃经；颠顶疼痛，可考虑足厥阴肝经（一般生气后容易发生）；头痛连及牙齿，可考虑足少阴肾经（肾在内为骨，在外为齿）；头痛昏沉，且伴有腹泻自汗，可考虑足太阴脾经。

要看疼痛的范围

比如说：疼痛只局限于右上腹，可能是胆囊炎；如果该部位有压痛性紧张，可能是化脓性胆囊炎；如果整个腹部都有压痛紧张，赶紧送医院，极有可能是腹膜炎穿孔了。

要看疼痛的性质

以绞痛为例：绞痛通常与结石有关。结合部位，大致可以判断出是什么结石。比如，腰背部绞痛，可能是肾结石；右上腹绞痛，可能是胆结石；左下腹绞痛，可能是输尿管结石……

还有胀痛：一般与肝有关，多为气滞。掣痛：也与肝有关，多为经脉失养。刺痛：发作时如同针刺，多为瘀血所致，这样的人舌头往往紫暗有瘀斑，脉涩。冷痛：痛有冷感喜温暖，多为寒邪伤阳。灼痛：痛如烧灼而喜冷，多为火邪窜入经络。隐痛：不是很剧烈，但是绵绵不休，一般是由于精血不足、筋脉失养导致。重痛：痛且有沉重感，一般是湿邪困阻气血。空痛：气血、精血亏虚所致。酸痛：疼痛并且有酸软的感觉，可能是湿邪侵袭或肾虚……

要看疼痛的程度

比如胸部出现了闷痛、紧缩感，很有可能是心绞痛；如果痛得出现濒死感，很可能是心肌梗死。

要看疼痛持续的时间

还是以胸痛为例：如果胸口只痛了5～10分钟，然后自行缓解，可能是心绞痛；如果超过1小时，可能是心肌梗死；如果休息一下就不痛了，可能是心绞痛；休息完还是痛，可能是心肌梗死。

了解疼痛的部位、范围、性质、程度、持续的时间可以很好地帮助我们判断需不需要急救，也能给患者争取最佳的治疗时间。

略带"玄幻"的带状疱疹

金小新

今天我们来讲一个稍稍带点"玄幻色彩"的疾病——带状疱疹。这个病，西医学认为是由水痘带状疱疹病毒引起的急性炎症性皮肤病。而在中医学里，民间常称之为"缠腰蛇"或者"缠腰火丹"。这个病名起得非常有意思，它描述了这个疾病的三个特点。①缠腰：此病常发于腰部胸胁之间，如带状分布。民间传说，一旦皮损头尾相接，就会导致患者死亡。所以缠腰是一种让人害怕的严重症状。②蛇：此病发作如带，民间传说，这是一种"蛇"的灵体附着在人身上造成的疾病，所以民间治疗此病的诸多方法皆与"杀蛇"相关，而且效果着实惊人。③火丹：这个词描述了此病发作时的特点，往往有"火毒"症状，比如皮肤红赤、灼热、口干、苔黄、便干，等等。所以，这个疾病的典型证是属于火毒类（注意，我说的典型证。有的患者，由于体质虚弱，造成此病有虚实夹杂的情况，这时就不能一味地清热祛火了）。

一些带状疱疹皮损的面积是比较大的，疼痛会非常剧烈，像火烧一般的疼，或者像刀割一般的痛。这个时候就要用到《医宗金鉴》里一个很重要的方子了。大家也许会问《医宗金鉴》是怎样一本书呢？

清乾隆四年，由太医吴谦负责编修了一部太医院教科书，并由乾隆皇帝钦定书名为《医宗金鉴》，其地位类似于我们现在各中医药大学生使用的行业规划教材吧。《医宗金鉴·外科心法要诀》中有一个方子：二味拔毒散。该药"治风湿诸疮、红肿痛痒、疥痱等疾。明雄黄、白矾各等分，二味为末，用茶清调化，鹅翎蘸扫患处，痒痛自止，红肿亦消。"当然，我们现在不需要找鹅翎。我一般是用清水化开粉末，用毛笔蘸取涂于患处。经过临床实践多次，效果非常惊人。有位患者面部患带状疱疹，其面如烙，疼痛难忍。我用此法，以毛笔蘸药涂于患处，随涂痛消。药涂完，患者竟觉有清凉之感。仅一次，病竟痊愈。为什么雄黄、明矾外用即有如此疗效呢？我大胆猜测了一下。

大家记得《白蛇传》中有一个情节，说端午节那天，白娘子误服雄黄酒，结果现出原形，吓死了许仙。白娘子为千年蛇妖，尚惧雄黄细物，何况"缠腰蛇"这种"巡山小怪"呢！更有明矾收涩疮口，取效似乎也在情理之中。

上述是一个外用的方子。我们再来看一个内服的方子。此方出自明代医学家孙一奎的《医旨绪余》这本书中的"胁痛"一节。

余弟于六月赴邑，途行受热，且过劳，性多躁暴，忽左胁痛，皮肤上一片红如碗大，发水泡疮三五点，脉七至而弦，夜重于昼。医作肝经郁火治之，以黄连、青皮、香附、川芎、柴胡之类，进一服，其夜痛极，且增热。次早看之，其皮肤上红大如盘，水泡疮又加至三十余粒。医教以白矾研末，井水调敷，仍于前药加青黛、龙胆草进之。其夜痛苦不已，叫号之声，彻于四邻，胁中痛如钩摘之状。次早观之，其红已及半身矣，水泡疮又增至百数。予心甚不怿，乃载归以询先师黄古潭先生，先生观脉案药方，哂曰：切脉认病则审矣，制药订方则未也。夫用药如用兵，知己知彼，百战百胜，今病势有烧眉之急，叠卵之危，岂可执寻常泻肝之剂正治耶？是谓驱羊搏虎矣！且苦寒之药，愈资其燥，以故病转增剧。水泡疮发于外者，肝郁既久，不得发越，乃侮其所不胜，故皮腠为之溃也，至于自焚则死矣，可惧之甚！为订一方，以大瓜蒌一枚，重一二两者，连皮捣烂，加粉草二钱，红花五分。戌时进药，少顷就得睡，至子丑时方醒，问之，已不痛矣。乃索食，予禁止之，恐邪火未尽退也。急煎药渣与之，又睡至天明时，微利一度，复睡至辰时。起视皮肤之红，皆已冰释，而水泡疮亦尽敛矣，后亦不服他药。夫病重三日，饮食不进，呻吟不辍口，一剂而愈，真可谓之神矣。夫瓜蒌味甘寒，《经》云：泄其肝者，缓其中。

这个故事比较长，但是原文颇为精彩，我们用白话文翻译过来就是：孙一奎的弟弟平时脾气暴躁，有一次因为旅途受热，加上疲劳，得了带状疱疹。别的医生从肝经郁火论治，效果不佳，痛苦异常。于是孙一奎就带上他，去见他的老师黄古潭。黄先生以全瓜蒌、甘草、红花区区三药，一剂而愈此病。这个方子，经现代无数医者验证，内服效果极佳。而且用过此方的患者，很少有带状疱疹后遗神经痛。

我再说说用针的方法。

蛇眼穴：位于大拇指关节背侧两端骨缝处。以三棱针点刺出血。老一辈人说，刺瞎蛇眼，缠腰蛇就伤不了人啦！

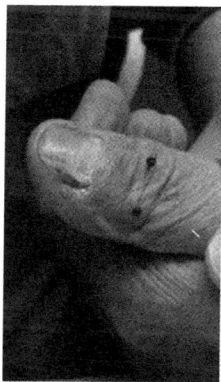

蛇眼穴放血

龙眼穴：龙眼穴位于手小指尺侧第2、3骨节之间，握拳于横纹尽处，用三棱针点刺出血即可。

以上这两个穴位，止痛的效果非常好。

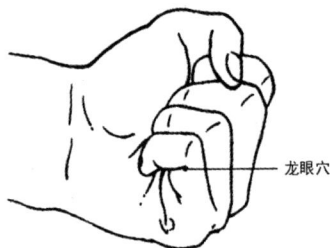

龙眼穴

接下来，再讲讲灸法。

"蛇头蛇尾"对灸截法：在发病的起点及尾部各置一个麦粒大小的艾炷，线香点燃，患者觉烫时取下，再换一炷，可取三五七九之阳数。

灸蜘蛛穴法：此病还有一名，叫"蜘蛛疮"。故有一个专穴，名叫蜘蛛穴。我们可以在此穴上施以麦粒灸法。操作同"蛇头蛇尾"对灸截法。如何找到此穴呢？让患者正坐，医者站在患者背面取细线1根测量患者的最大头围，将剩余的线剪除，然后用测量头围的线由前向后经颈部绕行1圈，再将两头线端对齐，沿胸椎正中线向背后稍拉紧，合拢的线端所到达之处即是蜘蛛穴。

棉花绒轻灼法：其实这个方法以前是用蜘蛛丝，由于大量的蛛丝不易寻找，也可以用棉花撕扯成极细的纤维，铺于患处，然后点火一烧，只听得"刺啦"一声，操作完成。

好了，以上讲了外用的、内服的、针刺的、灸烤的治疗方法，这些中医名门正派的方法都用尽了，我们还得知道民间存在一些"不科学"的方法，并不接触人体，其有效性也十分地惊人。其大概的方向都与"杀蛇"有关，据说有一个咒语是这么念的："汉高祖斩白蛇一刀两断！"细细玩味这个咒语与这个病，是不是也颇为有趣呢？

冬病夏治消冻疮

明　澄

　　夏季，天气炎热，阳气浮越。智慧的中国人借助天地之气，进行"冬病夏治"。那夏季都可以治哪些冬病呢？

　　今天就来说一个最常见的冬病——冻疮。这个病如同狗皮膏药，一年生，年年生，迁延难愈。

　　我读小学的时候，班主任是个非常严厉的语文老师，每天留的作业，怎么写都写不完。忽然有一天我发现一个同学不用写作业，一问，原来是生了冻疮。羡慕之余立马行动，每天上学一走出母亲的视线，就把手套脱掉，可劲儿冻……

　　皇天不负有心人，没几天，我就真的生了冻疮。这冻疮一生不打紧，越来越严重，甚至有些部位溃破几乎见骨，终于不用写作业了！

　　可是，冻疮也不好受啊！

　　于是，我开始了漫漫求医路，而热心的左邻右舍、亲朋好友也纷纷来我家贡献"秘方",有让我用八十岁以上老奶奶的尿洗手的;有让我用樱桃涂搽患处,但三年不准吃樱桃的;有让我把狗骨头焙干打粉跟芜荽、麻油和了热敷的;有让我用干辣椒茄子根煮水熏洗的……

感谢这些热心人,以上方法,我一一试过,结果,一种也不见好……

直到大学一年级那年的暑假,我跟同学去桐柏山写生,住在老乡家里。当地出产一种紫皮大蒜,这种蒜很有趣,一骨朵里面只有一瓣,而且辛辣异于普通蒜很多倍。老乡在晾蒜的时候,我上去闲聊,结果一聊却聊出来个治冻疮的秘方。

老乡仰头看看天空,悠悠地说道:"你看,现在正好是伏天,拿这个蒜治冻疮可是最好的时机呢!"

"怎么治啊?"

"在伏天的午时,把此蒜捣烂,放到太阳下暴晒7分钟,然后敷到冬天容易生冻疮的地方就行。"

"那为啥是7分钟啊?"

"我也不知道,老人们说7为火。"

感觉很有道理呢!我找老乡讨了一头蒜,回去就开始动手。这个蒜果然不一般,敷上去没几分钟,我就吃不消了,赶紧弄掉,整个手背火辣辣的疼,皮肤越来越红，也越来越肿，到了晚上，连筷子都没法使了。到了第三天，皮肤开始出现类似晒伤的小白疱，然后慢慢地整个手背蜕了一层皮。

到了这年的冬天，嘿！冻疮还真好了，而且是彻底治愈，自那之后，我就与冻疮说拜拜了。

其实，生冻疮的人往往是脾阳不健，"脾之清阳实四肢"，脾胃虚寒，阳气不能到达四肢末端，末梢的循环就不好。所以中医治疗冻疮，有一个方法就是从秋分开始灸中脘穴，一直灸到入冬，这样就能有效预防冻疮。但是切记！如果除了冻疮，身体还有其他问题或不适，切勿盲目地进行艾灸！

在冻疮初起的时候，用艾草煮水先熏后洗，基本上也能痊愈。如果冻疮已经生了一段时间，可以隔蒜灸。切3～5mm厚的蒜片，放在患处，上面做一个艾炷，用香点燃，每处灸三壮或五壮即可。

给少白头与秃头小伙伴们的礼物

方寸山

现代社会，很多人年纪轻轻就出现白发或严重脱发，这些人大多有熬夜史。工作的人上班节奏快，还时不时需要加班。而青少年呢，自从有智能手机，躺在床上刷一刷，夜晚睡觉的时间都被推迟了一两个小时。

夜卧则血归于肝，熬夜最是伤肝血的。发为血之余，如果身体需要的血都不足了，又何来多余的血去长养头发呢？还有那些二十几岁就高血压的年轻人，不要以为是遗传，其实是睡眠不够，一夕不睡，百日难复啊。

这里介绍一款可以乌须发、养肝血的黑发巨胜丸。

组成：巨胜子、甘菊花、旋覆花、白芷、茯苓、肉桂、荜澄茄、牛膝、覆盆子、熟地黄、远志各40克，旱莲子30克。

功效：使人头发由白转黑，添精神，益寿延年。

制作方法：甘菊花、旋覆花去蒂。白芷切细，茯苓去黑皮，肉桂去粗皮，荜澄茄去枝，牛膝去芦头切细酒泡，熟地黄用火焙黄，远志去苗心，旱莲子去茎叶。

将上述诸药混合打粉，与巨胜子同碾过筛，使药末细匀。再用酒煮面粉呈糊状，用此面糊调药末做成黄豆大小的药丸即成。

使用方法：饭前空腹用温酒送服40～50丸，久服忌羊血、生葱、萝卜等。

黑发巨胜丸又名补漏丸，为补虚延寿而设的元代宫廷配方。方中巨胜子即黑芝麻，有很好的滋补作用。《神农本草经》记载，其能补虚羸，健五脏，益气力，长肌肉，填髓脑，久服轻身不老。《名医别录》曰："坚筋骨，明耳目，延年。"本品还有白发返黑、生发健发的作用。甘菊花久服利气血，轻身耐老延年。《本草拾遗》曰："和巨胜、茯苓蜜丸，主风眩变白，不老，益颜色，可清利头目。"《本经》曰："白芷可长肌肤，润泽颜色。"茯苓、旋覆花能健脾祛痰利水。肉桂、荜澄茄有温中祛寒助阳的作用。熟地黄能滋阴补血。牛膝补益肝肾、强筋健骨。覆盆子能补肝肾，涩精明目。远志能够补不足，除邪气，利九窍，益智慧，聪明耳目，强志，倍力。旱莲子益阴精，令人面悦好，明目，久服轻身耐老。

本方补益作用十分广泛，凡气血阴阳以及五脏不调均能补，具有美容效果，服后令人容颜不老，毛发由白转黑，并可延缓衰老，使人充满活力。

"发为血之余"，其实不管怎么食补都不如早点睡觉。就好比上小学时候很出名的那道应用题"一个蓄水池一边放水，一边加水。"晚睡形同开足所有龙头一起放水，而补药就只能是一根橡胶管子慢慢蓄水了。

最后教大家一个"水火既济，坎离和合"的入睡方法：手心的劳宫穴属于心包经，为火。脚心的涌泉穴属于肾经，为水。临睡前，将双手搓热，然后手心捂住脚心，左手捂右脚，右手捂左脚，反复数次。

得了肾结石不要怕，食疗小方帮你忙

明　澄

肾结石形成的原因通常是尿液中的钙、草酸、尿酸浓度过高，形成不断增大的结晶。大一点儿的肾结石不光会让人排尿困难，疼痛也让人难以忍受。有些人选择用超声碎石的方式进行排石。如果是小一点儿的肾结石，目前不疼，可以尝试用食疗的方式进行治疗。

油炸核桃乳

核桃仁是比较常见的食材，它又有通经脉、润血脉、黑须发的药用功效。古人云"常食可使骨肉细腻光润，其性既补且消"。既是滋补肝肾之要药，又能消坚开瘀。

材料：生核桃仁200克，糖1勺。

做法：生核桃仁下油锅，炸至酥脆后取出。将炸好的核桃放入小石磨（磨黄豆的小石磨即可），加1勺糖，研磨至乳膏状即可。

制作完成的核桃乳让患者1~2天服完，此方对泌尿系统的结石有效，服后数天即能一次或多次排石，或者较食用前缩小变软，或者分解于呈乳白色的尿液中。

需要注意的是：挑选核桃时，选择壳越硬的核桃越好！

金钱草茶

材料：准备适量的金钱草、海金沙。

做法：先将两种材料清洗干净，然后一起放入锅中加清水煎煮10分钟，每天代茶饮可起到帮助排石的作用。

肾结石发作时的缓冲办法

方法1：耳穴敷贴的办法。肾结石发作的时候往往会伴有腰痛，腰为肾之府，大家看自己的耳朵，像不像肾的形状？哪一边腰痛，就贴哪一边的耳朵。患者可以根据自己的身体情况选用肾、肝、膀胱、皮质下、内分泌、肾上腺这些耳穴，一般有不错的止痛的效果。

方法2：可以针刺蠡沟穴和中封穴治疗肾结石，或针刺足三里穴、三阴交穴、太冲穴、太溪穴也可以。治疗完成后，让患者喝一点儿加盐的水，小便排到透明的饮料瓶中，以便观察是否排石。并且叮嘱患者不要劳累，尽量少运动，多休息。

以上这些是常用的保健方法，如果遇见棘手的情况，建议尽早去专业的医院，找专业的医生进行及时治疗，以免延误病情。

凤仙花与灰指甲

明　澄

　　小时候的夏天，傍晚大家习惯在院子里乘凉。邻居家的姐姐们经常会从屋前采来几朵叫"小桃红"的花，她们用白矾粉和着"小桃红"一起捣烂，然后包在指甲上。睡一觉起来，指甲就变得红红的。于童年的我们来说，这就是天然的指甲油。

　　长大后，才知道这个花的名字叫作凤仙花，用它染指甲由来已久。元代杨维桢在《凤仙花》一诗中云"弹筝乱落桃花瓣"，形容染红了指甲的女子弹筝时手指翻动如同桃花瓣纷纷而落的美丽样子。

　　《群芳谱》里对凤仙花名字的由来是这样说的："其花头、翅、尾、足，俱翘然如凤状，故又名金凤。"明代诗人瞿佑在《凤仙》一诗中云："高台不见凤凰飞，招得仙魂慰所思。"意思是说，虽然见不到高处有凤凰飞，但却可以通过由凤凰仙魂化作的凤仙花，以慰人们对凤凰的思念。

后来学了中医发现凤仙花的药用价值也很大，而最擅长的就是治灰指甲了，所以凤仙花又叫"指甲花"。有一年家里有位长辈的大拇指甲忽然"灰掉"，当时凤仙花花期已过，但是院子里的花枝还在，便采来叶子捣烂包了几次手指甲，没想到竟然痊愈了。

今年夏天，我又用凤仙花治疗了一例灰指甲。患者已经有十几年的病史，大脚趾趾甲增厚、粉化。我建议患者先找修脚的师傅把患甲甲面修掉，再将凤仙花一朵，白矾粉适量，半粒大蒜一起捣成泥。睡觉前泡脚后将捣烂的泥厚厚地敷于趾甲甲面，然后用保鲜膜包裹好，次日清晨拿掉。患者于6月23日和6月24日共包裹了两次，到9月11日发现新长出的趾甲已经基本恢复正常。

如果想要效果更好，还可以在患甲上做隔物灸。具体操作就是把凤仙花捣烂成泥，铺于患甲甲面之上，然后做个艾炷放在趾甲上灸3～5壮，再换新的花泥包裹好趾甲睡觉即可。

如果是灰指甲十分严重的患者，还可以用凤仙花煮水泡脚。曾经一个外地朋友家的孩子，十个手指甲和脚趾甲都灰掉了，四处求治，没有效果。后来找到一个有经验的老中医让他们用凤仙花每日煮水浸泡手脚2～3次，每次半小时，如此几个月下来，竟然痊愈了。

看来过去的人喜欢用凤仙花染指甲，是有预防灰指甲的作用啊！

那么灰指甲又是怎么形成的呢？我们可以观察一下，一般灰指甲开始往往从大脚趾开始。大脚趾上有两条经络起始，一个是肝经，一个是脾经。肝主爪甲，脾主肉，所以灰指甲与肝脾有关。临床最常见的灰指甲患者都有木郁土湿的现象，木是肝，肝气不舒；土是脾，脾虚生湿，就容易造成灰指甲。肝藏血，脾统血，而凤仙花可以活血化瘀利湿，所以能治灰指甲。

患有灰指甲的患者平时尽量不要熬夜，不要吃生冷寒凉的食物。再用前文说的办法试一试，就有可能痊愈。指甲生长周期是3个月换一副新的，所以新指甲要3个月后才能长好，在此期间，不要心急。

使用凤仙花治灰指甲，一定要鲜品，所以建议大家不妨在家里种几棵。此花耐热，炎热的夏季，其他花都晒蔫的时候，只有它兢兢业业，堪称"开花机器"，而且花期极长，能从4、5月一直开到11月。

凤仙花还可以用来染发，但是孕妇就不要使用了，因为凤仙花能够活血，有造成孕妇流产的风险。

有些因为血瘀而造成的痛经，可以去药店买些干的凤仙花煮水泡脚。

凤仙花的鲜花直接外搽，可以治鹅掌风、除狐臭。它的茎又叫透骨草，可以祛风湿，活血止痛，能治风湿性关节炎。种子叫急性子，可以治难产、软坚、消积，对于噎嗝、鱼刺卡喉、腹部肿块、闭经都有一定的效果。不过凤仙花和种子有小毒，内服需遵医嘱。

夏季中暑怎么办

金小新

中医里有风、寒、暑、湿、燥、火六淫之气。而这六淫之中，暑气非常具有时节性。所以在夏天由暑气引起的疾病，也非常有季节性。

中暑与伤寒

有一次我先后收到两位患者的电话。这两位患者生病的症状相似，都是中暑了，分别找了不同的中医诊治，结果开出的方子都有麻黄、桂枝、柴胡这些辛温解表的药物。结果用了药之后出现了胸口发热不适的症状……

我们知道，中暑是热病，通常热病用清热的凉药，而伤寒则用辛温的热药。我们中医大夫首先要对"寒热阴阳"有基本的判断。学过《伤寒论》的医生都知道，如果着凉了，先喝一点儿姜汤，如果再厉害点，就喝点儿麻黄汤，再深入一点儿，就喝葛根汤，等等。

而伤寒着凉的主要症状是怕冷恶寒，恶寒是怎么造成的呢?

如果你中了寒邪,比如说今天这里的空调开的是22~23℃,你从外面进来,空调一吹,毛孔就闭住了。这时候的寒气是一种能量,它会让你的毛孔变小,呈现一种束郁的状态。此时你会觉得冷,会以为是伤寒。

而中暑最初的症状和伤寒是相似的,也会有恶寒发热的情况,有的医生仅凭发热恶寒就认为是伤寒而开具辛温的发汗药,这是十分不严谨的。所以大家一定要分清楚中暑和伤寒。

如何区分伤寒与中暑

询问患者的病史很重要。一般来说,夏天容易中暑,冬天容易伤寒。但是不代表冬天就不能有类似中暑的病症、夏天不能有伤寒的病症。

导致伤寒的主要原因是受凉,比如落水、打篮球之后吹了冷风、开了一整晚空调,这些都是病史,从中我们可以知道得的是伤寒。

那么中暑呢?如果患者说他被太阳晒了很长时间,或是走了很长的路浑身发热,那么基本上可以判断这是中暑了。

还有一点很重要的症状:伤寒开始一般不表现为口

渴，因为伤寒不损耗津液。但是中暑会表现为喉咙疼，口渴，津液很伤，疲倦乏力。一般伤寒之后，会觉得浑身酸痛，不出汗，虽然感觉难受，但是不会觉得精神特别差。而中暑兼伤正气，所以会感觉疲倦乏力、口渴，精神不好。

为什么人会发烧

我们这里先说一下"闭证"。所谓"闭证"，顾名思义就是毛孔闭合。人作为哺乳动物，是恒温动物，正常体温是37℃左右。在人类长期的进化过程中，形成了一种对抗微生物的机制，也就是人体的最高温度是42℃。为什么是42℃呢？因为大多数微生物在这个温度下是无法生存的。人体发烧不是针对某种特异性病毒，而是针对非特异性病毒。当一种病毒进入人体，而人体无法辨识这种病毒，就用提高体温的方式来对抗病毒，并且这种方式并非人类特有，哺乳动物都有这样的功能。

在提高体温的过程中，人体内部的环境改变，病毒自然就被消灭了。这里也体现了中西医对于发热疾病治疗理念的巨大不同。西医强调杀灭病原体，中医注重改变内在环境。

输液降温的缺点

正常的体温对人体是非常重要的，必须保持在一定的区间。现在的人，特别是孩子，一旦发烧，医院通常的治疗方式就是输液，通过这样的方式确实可以暂时将体温降下来。但人体发烧是为了通过提高体温对抗病毒，而输液的方式是不让体温提高，这样做会使邪气滞留在体内无法排出。所以在我国的北上广深等大城市，儿童哮喘鼻炎等发病率比其他地区高。

正确的治疗思路

发烧最常见的做法是用冰袋去降体温，这个错误不在于方法，而在于思路。打个比方，如果电脑的CPU上都是灰尘，那么它就无法正常散热，这时正确的做法应该是把灰尘拭去，而不是降低室内温度。

因为病邪的原因，身体的温度无法正常传导到体外。身体传导温度主要通过两种方式：毛孔的开合及体液的传导。当人体受寒的时候，毛孔开合的功能受到影响，热邪无法通过毛孔排汗发散出去，这样体温就升高了。生活中可以见到有些孩子发热但是不出汗，这时你把他弄哭，他一哭，出一身汗，体温就降下去了。所以毛孔呼吸的机制，其实是帮助你排汗。因此治病首先要通利毛孔。

除了看毛孔，还要看体液。比如湿病的表现是体液变得黏稠。这时冰敷降低的只是体表的温度，体内的温度反而会变高。湿病的患者体液导热的能力本就不足，若再用冰敷闭塞了毛孔，热量就更难传导于外，体温反而会变得更高。

毛孔与热量

再说回中暑，一个人在剧烈运动之后大汗淋漓，然后冲进空调房间对着空调吹，就非常容易中暑。这是因为破坏了人体自然的散热机制。我们来看猎豹这种动物，它在捕猎时速度非常快，但是它的奔跑时间是有极限的，这个极限就是它身体所能承受的温度，一旦达到这个温度，它就得停下来了。人也是一样，通过出汗来调节体温。毛孔就相当于人体的窗户，当身体感觉到热，"窗户"就打开了，这时候你去冰敷，"窗户"就关上了。人体内本来就有个火盆，你再把门窗关上，这就是中暑的闭证，自己身体的热量在"烧烤"自己。

很多中暑的人到后期的一个症状就是七窍出血，这在中医里称为"热入血分"。当人体温度升高时，因为热胀冷缩，血液的体积就会增大，然后冲破毛细血管，于是发生出血。所以治疗的方法就是打开毛孔，让热量从里到外去宣导，这才是一个正常的治法，绝对不能用冰敷。

有人会说中暑不冰敷还能怎么办？冰敷是为了降温，但你忽略了热的来源是在内部，所以应该用打开毛孔的方法。当表闭极严重时甚至需要辛温解表的药物把热排出去。如果从外面来降温则违背了生理的正常机制。对于中暑的闭证患者来说，当症状比较轻微的时候，可以多喝热开水。

轻度中暑喝热水

讲一个真实故事，有一次我妈中暑，但体温不是很高，就是觉得口渴。于是她就不停地喝水，喝了很多也不解渴。然后我妈怀疑自己可能得了糖尿病，我就问她，喝的是冷水还是热水，她说天那么热，当然是喝冷水！我一听，就让她尽量喝热水，大概喝了一热水瓶的热水后出了一身汗，就基本不渴了。因此患轻浅闭证的时候，可以通过喝热水发汗。闭证多见于"尊荣之人"，也就是养尊处优的人，热天里一走，空调一吹，就生病了。脱证多见于"辛苦之人"，经常在工地里干活的人，日复一日大量出汗，体液通过出汗代谢掉了。

夏季当避暑

有一些在酷暑的天气里户外跑步的人，然后突然就晕厥了。古人之所以有"避暑"一说，就是让人遵从自然规律。古人碰到这种的情况，就会拿黄土在患者的肚脐周围围一圈，然后对着这个圈撒尿。听起来匪夷所思对不对？但是细思量起来，其中却颇有深意。

当一个人在烈日的盛夏奔跑，其身体的体液会大量地趋向体表，以带走热量。而剧烈地运动，一定伴随大量的津液损耗并伴有热量的丧失，这时就很容易产生中医所说的"脱证"。

小便是肾脏排出的液体，它便具备"肾"的能量。而"肾"在中医中是"相火"（可简单理解为人体的热量）寄藏之所在。所以小便能益肾固脱。

在人体的肚脐（神阙穴）位置附近堆上热土就有回阳救逆、益肾固脱的作用了。

我们再回到最开始所说的两个中暑的患者，他们在中暑的第一阶段过去后，到了第二阶段，身体感觉很燥热。一个患者打电话给我，我让她买西瓜吃，吃完后人就舒服多了。如果第二个患者后来又误吃了辛温解表的药，拔了火罐，花了很多钱，效果可能还不如吃个西瓜。

我刚学中医的时候，曾听过有一个观点说西瓜这类的水果都是毒药，现在回过头想想这个说法很可笑。并不是说辛温大热的附子一定是好的，清热养阴的西瓜一定是不好的，具体情况要根据人体的需要来决定。

夏天如何保健

首先要防热，就是避免直接晒太阳，但也不是要整天待在空调房间里。整天吹空调容易导致阳气与津液不能宣导于外，很容易产生伤寒与皮肤类疾患。夏天要适当地出点汗，当然也不能太过。

其次是防寒，不吃寒凉的东西。夏天因为天气热，人的毛孔是张开的，体内的温度相对较低，这时吃寒凉的东西更容易伤胃；而冬天人体的热量是收藏在内的，所以体内温度相对较高。同样是寒凉的食物，在夏天吃对人体的伤寒更大，所以夏天吃寒凉的东西更容易腹泻。

最后，介绍一个夏天很好的饮料就是酸梅汤。为什么呢？因为酸和甜加在一起是补阴液的。接触过《圆运动的古中医学》的人都知道，彭子益推荐的治疗小儿温病的方剂就是"乌梅白糖汤"。

夏天的时候，人体的气血是发散的，而酸味主收敛，与甘味相合，"酸甘合化阴"可以诱导人体产生津液，平衡夏日之发散。与此相反，辛辣的味道主发散与甘味相合，"辛甘合化阳"可以帮助人体产生热能。这就是中国人为什么着凉感冒喝生姜红糖水而夏天却要拿酸梅汤当饮料的原因所在了。

五脏六腑皆能致咳

明 澄

《黄帝内经》里有云："五脏六腑皆使人咳，非独肺也。"可为什么各种咳嗽都会表现得好像是肺的问题呢？这是因为"肺主气而朝百脉"，与五脏六腑息息相通。

比如脾虚生湿，上渍于肺；肝火上冲，气逆犯肺；肾虚水泛，水饮射肺等，所以其他脏腑的病变都会干扰到肺而导致它的宣降失职，从而产生咳嗽。反之，如果是肺引起的咳嗽，久而不愈也会累及到其他脏腑，出现相关的兼症。

肺主皮毛

肺咳是最常见的，因为肺主皮毛，皮毛在人体的最外层，也是邪气先侵袭的地方。

肺咳的原因《黄帝内经》是这么说的："皮毛者，肺之合也，皮毛先受邪气，邪气以从其合也。其寒饮食入胃，从肺脉上至于肺则肺寒，肺寒则外内合邪因而客之，则为肺咳。"

这段话怎么理解呢？

肺主皮毛，皮毛受寒首先就会应到肺脏；再看看肺经的循行，从中焦起，环绕胃口，穿过横膈膜而上属于肺。

如果吃了寒冷的饮食，就会从胃循着肺经上行到肺，引起肺寒，这样就使内外的寒邪相结合，停留于肺脏，从而成为肺咳。这便是我们常说的"形寒饮冷则伤肺"啊！

肺为娇脏，所以要小心呵护。尤其夏天的时候，切不可为了一时的口腹之快，大喝冷饮，留下隐患。

肺与大肠咳之状

肺咳的特点是怎样的呢？

当肺发生咳嗽，常常会伴有喘息，而且喘息的声音明显，严重的时候经气上逆则咳中带血。经气上逆还会令胸部感到虚满而咳嗽，常吐泡沫痰。

治疗可以选择太渊穴、尺泽穴、少商穴等。

如果肺咳没有及时治愈，迁延日久，与肺相表里的大肠就会受病，邪气侵犯大肠引起的咳嗽，会在咳嗽的时候大便失禁，就是我们常说的"合主逆气而泻"。出现这种情况，可以取手阳明大肠经的合穴曲池穴进行治疗。

心与小肠咳之状

心和肺都居上焦，那么心引起来的咳嗽是什么样的呢？

"心咳之状，咳则心痛，喉中介介如梗状，甚则咽喉肿痹。"意思是说，心咳的症状，咳嗽的时候会心痛，喉中好像有东西梗塞一样，严重的甚至会出现咽喉肿痛闭塞。

治疗可以刺手厥阴心包经上的大陵穴，还有手少阴心经上的通里穴。

如果心咳没有及时治愈，就会传到与之相表里的小肠，病邪传入小肠，小肠下面就是大肠，其气易下行，因此小肠病咳嗽时，气会下降到大肠而放屁，而且往往是咳嗽与屁同时发生。

脾与胃咳之状

脾引起的咳嗽，症状则是咳嗽时右胁下疼痛，并且会感觉疼痛隐隐牵引肩背，甚至不能动，一动咳嗽就会加剧。

治疗时可以取脾经的输穴太白穴。

若是脾咳治疗不及时，则会传入相表里的胃。病邪进入胃，发生咳嗽时，会出现呕吐，甚至呕出胆汁，有些人还会呕出蛔虫。这个在小朋友身上挺常见的，常常咳得把吃的东西都呕出来，呕吐物中还有大量的痰涎，果然应了那句"脾为生痰之源"啊！

治疗时可以取胃经的合穴足三里穴。

肝与胆咳之状

肝引起的咳嗽，咳的时候两侧胁肋下疼痛，甚至疼得不能转侧，如果转侧，就会觉得两肋下胀满。

治疗可以取足厥阴肝经的输穴太冲穴。

肝咳未能及时治愈，便会传入相表里的胆。病邪侵入胆，咳嗽时便会吐出胆汁，但与肾咳不同的是，胃咳是先吐出食物，咳得非常严重时有些人才会吐胆汁。

治疗可以取胆经的合穴阳陵泉穴。

肾与膀胱咳之状

肾引起的咳嗽，咳时会牵引腰和背的疼痛，严重时候会咳出黏涎。"涎"就是比较黏稠的痰。肾主五液，入脾为涎，浊阴上逆，故咳而多涎。

治疗时可以选足少阴肾经的阴谷穴。

肾咳治疗不及时，则会传入相表里的膀胱，邪气侵入膀胱引起的咳嗽，咳起来能引起小便失禁。这种情况临床上生育后的女性多见。

治疗时可以取足太阳膀胱经的合穴委中穴。

三焦咳之状

以上的各种咳嗽，如果经久不愈，便会使三焦受病。三焦咳的症状，咳时腹胀满，不思饮食，咳时流涕或唾液，颜面浮肿，呼吸气上逆。

治疗可以针刺手少阳三焦经的合穴天井穴、经穴支沟穴。

治疗这些病的配穴原则其实就是刺阴者刺阴之荣输，刺阳者刺其合。如果是咳得浮肿的，可以取对应的经络的经穴进行分治。

整体观

由此可见，人是一个整体，某一处表现出来的问题，未必是这一处引起的，一定要整体去看，追本溯源，仔细审之，才能让患者少受痛苦！

让人难以启齿的湿热

Steven

每个人生来便有不同的禀赋和体质：有平和型，有阴虚型，有气虚型……各式各样的体质，造就了各式各样不同的人。众多体质中，湿热体质是较为麻烦的一种。

湿热体质的人，多面垢油光伴有粉刺痤疮，还会有肢体沉重、大便溏泄等症状，严重的还会影响人的生殖功能，危害甚大。

一位28岁的男性患者一直有要孩子的打算，但是经过检查，他99%的精子都没有活力。患者平时自觉体倦乏力、性欲减退、腰酸、大便溏泄，还患有痛风。舌头两边起疱，中间舌苔又黄又厚，舌底静脉稍瘀，脉沉细涩略数。初步判断患者是肾虚导致少精，但是详细辨证后，我改变了思路，若是肾虚，苔不会黄厚。大便溏泄，苔黄厚，再结合痛风病史，是很明显的湿热。这种湿比一般水液黏稠，难以运化，久而之湿浊阻滞气机，导致气陷。气陷之后，更推不动水液，湿浊就阻了窍孔。

这样才导致精子活力低下，通俗点说就是"小蝌蚪"都被湿热给闷死了。

所谓"大实有羸状"，湿热阻滞气机，即使论虚，也是因实而致虚，一味蛮补，则本末倒置。于是用木防己汤合薏苡仁、茯苓、滑石、黄芪、茵陈给患者治疗。

以木防己汤祛湿，配合薏苡仁和滑石加强宣通下焦的湿浊闭阻。湿郁久而化热，黄苔便是佐证，故用茵陈透湿热。再辅以黄芪升提气机，推动水液的运化。

此外，湿热患者不要过量运动，因为大量运动之后水液浓度变高继而产生更多的湿热。

湿热慎汗，古有明训。此案的患者从主诉到脉象乍看全是虚象，但是仔细辨证，却是湿热之邪导致的，所以临床判断必须小心谨慎考虑周全。

一是患者体胖，胖人多有痰湿。这是因为身体里的痰湿不断堆积排不出体内，故而体胖。这样的胖人还伴有气虚的症状，体内痰湿代谢慢，身体不堪重负，久而久之便会气虚。

二是患者面部出油较多，这点从旁佐证了患者伴有湿热，肾虚的患者面部也会出油，但汗状如油，是阳气欲脱，濒危症状时候才会见到。

两个月后患者带着新做的检查报告来复诊，经过治疗，患者的精子活动率恢复到了正常的水平。对患者来说，这是非常振奋的消息。所以临床诊断、仔细辨证十分重要。就拿此案来说，患者精子活力不够，平素疲乏、腰酸，很容易判断为肾虚。唯有仔细辨证，不放过每一个细节，才能看清疾病的根源。

中医难就难在这儿。

吃饭总咬嘴怎么办

明　澄

　　我小的时候吃饭经常会咬到嘴唇，"哎哟"一声，痛苦不堪。大人们在这个时候就会笑眯眯地说："馋嘴猫，想吃肉啦！"可有时候明明这两顿饭吃肉了，也还是会咬嘴。12岁那年夏天，我咬过一次狠的，下嘴唇肿得老高。因为嘴唇肿了，吃饭不当心又会咬到，反反复复以至于1个多月都没好。

　　后来我发现，很多人会有这种经历，所不同的是有的人会咬下嘴唇，有的人会咬舌尖，还有的人会咬到两侧的腮帮子，而咬下嘴唇最为常见。

　　著名作家张天翼有一次也遇见了这种情况，下嘴唇咬得比较狠，反复不愈。于是他便增添了一样嗜好，写作时，一手执笔，一手揪起下嘴唇，用牙齿去磨患处，久而久之，竟然磨出茧子，下唇也略微外翻了，也许正是这样的反复摩擦，给张天翼带来了文思无数吧。

　　咬嘴这个问题，其实在《黄帝内经》里就能寻到答案。《灵枢·口问》中有一段话将咬嘴咬舌的原因讲得清清楚楚。

黄帝曰：人之自啮舌者，何气使然？

岐伯曰：此厥逆走上，脉气辈至也。少阴气至则啮舌，少阳气至则啮颊，阳明气至则啮唇矣。视主病者，则补之。

这段话的意思是，有一天黄帝问岐伯，人有时会咬自己的舌头，这是为什么啊？岐伯解释，这都是因为经脉之气厥而逆行，分别到达了相应的部位。比如少阴的脉气上逆了，少阴经通到舌的根部，所以人就会咬到舌头；少阳脉气上逆，由耳颊的部位，所以会咬到面颊内侧；阳明经脉环绕口唇，当它脉气上逆，人就会咬口唇。治疗的时候，应该诊视发病的部位到底属于何经，再施以扶正祛邪的方法就可以了。

上面这段是主流翻译，足少阴译为肾经，因为肾经通舌的根部，这是根据《类经》注解来的。但是我们一般咬舌大多是舌尖部位，而心开窍于舌，舌为心之苗，舌尖发红对应心火旺。所以我想，难道是因为足少阴肾经脉气厥逆而导致心肾不交，从而心火偏亢，才会咬舌头吗？为何脉气厥逆就会咬嘴唇呢？

《类经》是这样解释的：脉气厥逆走上就会血涌气

腾，致生奇怪的疾病，或为肿胀，或为怪痒……其实，我在反复咬嘴之后也悟出一个道理，当你出现咬嘴现象时，你口唇内侧的肉是比平时要肿胀的，因为面积变大，咀嚼空间变小，所以容易咬到。

那么，嘴里的肉又是怎么变肿胀的呢？物理学的答案是"热胀冷缩"。西医学的答案是"有炎症了"。中医学的答案是"脉气厥逆导致血涌气腾"，所以相应部位肿胀，就是咬嘴的原因啊！这样我想到12岁那年咬嘴的那回，当时鼻子上还长了一个大红包，眼睛上还长了睑腺炎（麦粒肿），这都是热象啊！

再看我们常咬的部位，首先提到的是舌头。其实咬舌头的不同部位，代表的含义也不同。前面已经提到咬舌尖是心火旺。那么咬两侧呢？则是肝胆火旺。而我们的脸颊所过的是少阳经，所以，当你吃饭时，咬到面颊内侧两腮时，也就可以得知是谁的问题了。阳明经在唇下承浆相交，当他脉气上逆时，就很容易咬到承浆穴的内侧。

了解了经脉走向，就可以对症治疗了。人体出现问题并不是一件坏事，而是身体在提醒我们要适时做出一些改变。比如饮食应该清淡一些了，晚上应该早睡一点儿了。

导致脉气厥逆大多是因为人体消耗过大，正气变虚了。所以，碰到咬嘴的情况，最好的办法就是好好休息。也可以在相应经脉的井穴放血，或者选择合适的穴位针刺。还可以按照大人们说的方法去吃肉。吃什么肉呢？水煮或炖汤的猪肉或鸭肉，千万别吃烤肉。猪肉或鸭肉都可以滋阴，当然鸭肉更理想，和扁尖笋干、青皮萝卜一起炖汤，鲜美无比，还能滋阴清热。

为什么越到下雨天手就越干

明　澄

前年五月份我去厦门，正逢雨季，当地的朋友安排好行程，每日陪着我到处玩耍。可是她有个习惯性动作引起了我的注意，她时不时地会皱着眉头搓手，抱怨手干燥得难受。我拉过来她的手一看，果然手心的皮肤干干的、皱皱的。

她问我为什么？

我一下子被问住了！

回来我一直琢磨这个问题，究竟是什么原因导致手干呢？明明雨季湿润，不应该啊！但可以肯定的是手干肯定不正常，人身常温，人身常润，一个健康人的手应该是温润的，而不该是太湿或太干。

直到前阵子，劳累过后吃了别人送的水果，又逢连日下雨，一直感觉自己怏怏无绪，既没有食欲，又有些腹胀便溏，而且舌头胖大又有齿痕，不自觉地老想握拳搓手，才突然发现我也出现了手干的现象！结合前面的症状，我找到了原因！

原来就是脾被湿邪所困！

《黄帝内经》讲脾为"清阳实四肢"。连日阴雨，脾阳不振，健运失权，水湿不得运化，便出现了燥湿两停，湿邪停留胃肠，腹胀满而便溏。诸湿肿满皆属于脾，脾的清阳却不能达于肢末，从而导致手脚干燥。

脾是"喜燥恶湿"的，这个特性与脾运化水液的功能有关。

脾气主升，一是"升清"，一是"升举内脏"。"清"指的是水谷精微，"升清"则是指脾对水谷精微等营养物质的吸收和上输于心、肺、头、目，通过心肺的作用生化气血，营养全身。"升举内脏"是指脾气上升能起到维持内脏位置的相对稳定，防止其下垂的作用，所以说"脾以升为健"。但脾气升运的条件，却在脾干燥而不为痰饮水湿所困。

脾虚才生湿，因此健脾从来都是中医强调的。

如何健脾呢？

首先是管住嘴：生冷寒凉、水果、牛奶之类的食物能不吃就不吃。

日常可以适当食用一些祛湿健脾的食物，通过食疗提升脾的功能。

进入夏季，降雨多，推荐几款家常粥汤给大家。

海带冬瓜蚕豆汤

材料：海带50g，冬瓜250g，去皮蚕豆50g，麻油、盐适量。

做法：海带洗净切段，冬瓜切块，锅内放入麻油，将三样一起翻炒，加水200mL，煮到蚕豆熟了即可。

功效：海带可以软坚化痰、祛湿止痒；冬瓜利水除烦、清热解毒、下气消痰，尤其适合孕妇食用，可化胎毒。蚕豆性味甘平，有补益脾胃、清热利湿的作用。

扁豆荷叶粥

材料：白扁豆50g，冰糖30g，鲜荷叶1张，粳米50g。

做法：先将淘洗干净的白扁豆、粳米一起放入锅内煮，待扁豆黏软时，加入冰糖及鲜荷叶，荷叶剪成条。再煮20分钟即可。

功效：白扁豆健脾化湿、消暑；鲜荷叶利湿、升发清阳、止血；粳米补中益气；冰糖润肺生津。

还可以用荷叶煲绿豆汤，冬瓜和薏苡仁煮烂代茶饮，有清暑利湿、健脾的作用，脾湿而肥的人食用，还可以变瘦。

"大姨妈"的秘密

明　澄

　　我在临床上常见到一些女性，每个月来月经前十分烦躁易怒，有的还伴有乳房胀痛、心烦不寐。待发完一阵火之后，"大姨妈"也该登门造访了，等"大姨妈"走了，那个温柔可爱的女子也回来了。

　　女性来月经前的状态，会让人联想到一个词——歇斯底里。这个词可真好，不但描述了状态，还且揭示了病因。歇斯底里来自古希腊语，原文为Hystera，是子宫的意思。西方医学之父希波克拉底明确认为子宫是可以在女性体内游动的，因而会引起疯病或者其他疾病。中医学经典之作《黄帝内经》里也有对女性月经的描述和记载。

　　"大姨妈"学名叫月经，是指有规律的、周期性的子宫出血，信而有期，每月一次，古代又称月经为月信。《素问·上古天真论》有云："女子七岁，肾气盛，齿更发长；二七而天癸至，任脉通，太冲脉盛，月事以时下，故有子……七七，任脉虚，太冲脉衰少，天癸竭，地道不通，故形坏而无子也。"《黄帝内经》认为，女子以七为数，所以女子七岁的时候会换牙齿，十四岁的时候会来月经，四十九岁的时候月经基本上就结束了。天癸是什么呢？马玄台注释《素问》时说："天癸者，阴精也。盖肾属水，癸亦属水，由先天之气蓄积而生，故谓阴精为天癸。"所以我们可以把天癸理解为影响人体生长发育和生殖的阴精。

天癸与子宫有什么关系？天癸源于先天肾气，靠后天水谷精气滋养，随着肾气虚衰而消失。《素问·奇病论》云："胞络者，系于肾。"胞就是胞宫、子宫。肾气全盛，冲脉和任脉才能流通无阻，经血才能准时而下，经量才能正常。

按照中医学的五行观念，肾属水，肝属木，水生木，故肝为肾之子。肝肾关系最为密切，根据天干属性，肾对应癸，肝对应乙，所以有"乙（肝）癸（肾）同源""精（肾）血（肝）互生"之说。肝藏血，具有储藏血液和调节血量的作用，主疏泄、喜条达、恶抑郁。肝的功能正常，人就会心情愉悦，气血畅通。多余的血液，可以通过冲脉，下注胞宫而为月经。平时我们脏腑所化生的气血，除了营养周身之外，还储藏于肝。肝气最怕郁结，一旦郁结就会血脉失畅，"大姨妈"也会出现异常。《普济方·妇人诸疾门》云："妇人室女以肝气为主，盖肝乃血之府库，肝既受病，经候愆期，或多或少，或闭断不通。"意思就是肝气不顺，月经要么日子不对，要么量不对，要么就索性没有。

　　肝气是怎么不顺的呢？女子属阴，阴主藏。比如同样受点委屈，男性可能很快就过去了，而女性就会郁闷很久，会把不愉快都"收藏"了。郁闷会导致气滞，气滞则会引起血瘀，日积月累，经前就会出现乳房胀痛的情况。肝具有疏散宣泄、通畅调达气机的作用。肝又主怒，郁到一定程度就会通过发火来自我调节。为什么中国人把生气称为"发脾气""发火"呢？还是跟五行相关。肝属木，木生火，火为其子。"实则泻其子"，所以肝郁的人就爱发火。脾为土，肝气郁结横逆，就会克伐脾土，脾弱肝强，也会动辄发脾气。发了一通火之后，月经就能下来了，乳房胀痛，看谁都烦的症状也随之消失。这么看来，貌似发火也挺好的？其实不然，"怒伤肝，面生斑"，这种自我调节，其实是"杀敌一千，自损八百"。

　　我们常见的月经病，几乎都与肝有关系。《血证论》说："食气入胃，全赖肝木之气疏泄之，水谷乃化；若肝阳不升，则不能渗泄水谷。"在病理上主要体现在肝对脾胃的影响，足厥阴肝经如果升发不及，则会影响到足阳明胃经之气血下降不畅，便会产生经行腹胀而发生痛经；如果足厥阴肝经升发太过，引起气血不能下降反而上逆，则会出现经行吐逆以及经行眩晕；如果肝阳夹冲脉、胃之气血上冲脑窍，则见经行头痛、目眩等现象。

古人云：女子以肝为本，这个"本"对女性很重要，所以一定要学会爱自己，保护自己的肝。

孕吐不求人

明　澄

　　多年前一个朋友来我家住过一段时间，当时她正是孕早期，每日吐得一塌糊涂。直接蹲在厕所抱着马桶没完没了，把我吓坏了！我赶紧去翻《傅青主女科·妊娠篇》，书中是这样说的：女人怀孕之后，恶心呕吐，吃不下饭，想吃酸的东西解渴，而且体倦乏力想睡觉。大家都说这叫"妊娠恶阻"，其实是肝血太燥的缘故。

　　看到肝血燥，我就觉得说得有道理。我这位朋友平时爱熬夜且抽烟，又是文艺女青年，时不时地伤个春悲个秋，生个气发个火，怀孕后尤甚。可见是因为养胎耗血，以至肝血更不足了。

　　傅青主说过，女人之所以能怀孕，是因为肾气旺。肾气旺盛才能摄精，一旦受精成胎，肾水就没有多余的"精力"化润五脏了。而肝是肾的孩子，每天靠母气滋养才能正常疏泄。一日得不到津液滋养，肝木就会郁积，肾水不足不能给予回应，肝气就更加郁急引起肝火妄动，从而横逆犯胃，导致恶心呕吐出现。哪怕呕吐不太厉害，也会伤气，气若受伤，肝血则耗得更甚。历代很多中医大家都用四物汤来治胎前的各种症状，正是因为四物汤能生肝血之故。

傅青主则使用顺肝益气汤来缓解胎前的各种症状。肝气平顺则逆除，补肾则肾水得以涵养肝木，肝躁能息，再加以补气，气为血之帅，气行血易生。

再给大家介绍几个实用的缓解孕吐的方法。

方法1：症状轻的可以按揉内关穴，也可以切一片生姜，用透气的医用胶带固定到内关上。"内关公孙胃心胸"，止呕效果非常不错。

方法2：用甘蔗和生姜一起榨汁喝。甘蔗可以解热止渴、生津润燥、和中宽膈、下气止呕、助脾健胃；生姜可以温中止呕。甘蔗汁中加生姜，不但可以平衡寒性，还可以加强止呕的效果，味道也很好。

方法3：用糯米煮粥。糯米具有补血、健脾养胃、补中益气、敛汗的作用。林黛玉也曾用糯米粥调养过，她觉得味道挺好。有的人吃糯米大便会黏滞难排，这种情况可以吃阴米。阴米就是用清水浸泡，上锅蒸，再阴干的糯米，补血效果极佳，且比糯米好消化，产后用来恢复体力也是很好的。

方法 4：贴耳豆止呕方。可以找一张耳穴挂图，按图索骥，将耳豆贴在相应肝、脾、胃、交感、皮质下、神门的位置，效果也非常好。

CHAPTER TWO

2

第二章

中医里的情志望诊

总是恶意揣测别人是一种病吗

明　澄

　　我在读大学的时候，和一个同学走得很近，原因是我们在一起读的高中，比较熟悉。但是后来我却再也不愿与他交往，因为我发现他有个嗜好，就是私底下喜欢拉着我絮絮叨叨地说某某可能对他有恶意。为了引起我的共情，他还会对我说某某对我也有看法，说得多了，我便受了影响，再见到那些人，就越看越不顺眼，心里也会不自觉地生出一些不好的念头。那段时间我总觉得周围的人好像看不起我或者不喜欢我，于是跟别人交往也慢慢有了障碍。终于有一天，我实在受不了这个同学的负能量，就果断地疏远了他，从此心里清净了许多！

　　我那时还很年轻，只觉得这个同学的性格阴郁，跟他待在一起很不舒服。后来学了中医，才知道在生活中这类人真是不少。总是恶意揣测别人，觉得别人不喜欢自己，对自己有不好的想法或看法，其实就是疑心病。

　　为什么会出现这样的念头呢？说到底，还是自身的气血不足导致的。

　　若干年前，我曾经做过一阵青少年宫的绘画老师，为了了解孩子们，我让他们每个人画一幅《我的家》。几十个孩子，他们身体先天的禀赋和后天的性格导致画面各异。一个极其内向、身体孱弱、个头矮小的女孩，她画自己的家人全都待在一个屋子里，房屋很大很坚固，但门窗都紧闭，所有的人只能从窗外看到。而另一个特别强壮、调皮外向的男孩，画的一家人则是在户外开心地奔跑，甚至还有一只鸟卧在爸爸头顶，一条长脚鱼欢快地追着他们。

　　为什么我们能从那个女孩的画里看出她性格内向呢？我们去看一下自然界的小动物便会知道，越是弱小的动物，越是机敏，自我保护意识越强，人也是一样的。气血不足的人有很多共同点，多疑多惧、聪明敏感、自尊心强、渴望别人的认同和赞扬。敏感才会让自己时刻警惕可能到来的危险；多疑也是未雨绸缪的心态；多惧通常是肾虚了；自尊心强有可能是因为气血不足，无法承受外界批评带来的刺激。

　　我们都知道《红楼梦》里的林黛玉在状态好的时候只是疑心、爱生气，当她身体差到一定程度时，会出现幻觉。其实从心理学的角度分析，出现幻觉就不属于抑郁症，而属于精神病了。在《红楼梦》第83回中，林黛玉又听见外面有人叫骂，于是大叫一声道："这里住不得了。一手指着窗外，两眼反插上去……谁知半夜里一叠连声的嚷起心疼来，嘴里胡说八道，只说好像刀子割了去的似的。"这段文字描述的就是她在病重之后产生的幻觉。

我们来看看王太医是怎么分析林黛玉的病源的："六脉皆弦，因平日郁结所致……这病时常应得头晕，减饮食，多梦，每到五更，必醒过几次。即日间听见不干自己的事，也必要动气，且多疑多惧。不知者疑为性情乖诞，其实因肝阴亏损，心气衰耗，都是这个病在那里作怪。"王太医的这段话说得太经典了，当代人高发的抑郁症病因也基本如是。

抑郁症患者往往有睡眠问题。手机用了一天，晚上还得充电，而血肉之躯的人，晚上如果消耗太过，时间长了，情志就非常容易出问题。因为晚上的熟睡养阴，阴足了，才能让白天的阳有足够的物质基础。古人说"一夕不睡，百日难复"。

抑郁症患者中有一部分人是被迫害妄想狂，总觉得有人想害自己。我一个朋友的母亲领退休金时别人算错了账，少发了些，她就耿耿于怀，慢慢发展到觉得发钱的那个人是在针对她。朋友的母亲觉得所在的城市里布满了算错账人的眼线，一直监视自己，于是经常买火车票跑到外地去躲避，这个算是极端恶意揣测别人的例子了。

正常人会不会有这种心态呢？有！比如你进入一个陌生的团体，还没融入的时候，产生了"别人是不是不欢迎我？"这样的念头；比如别人好心给你提了一点建议，产生了"哼！就是见不得我好！"这样的想法；比如一起共事，却担心"自己会不会吃亏"的忧虑……都属于恶意揣测！陷入恶意揣测的人唯一能伤害到的只有自己，在揣测中纠结痛苦，伤心郁闷，都是不懂得对自己慈悲的表现！

要想有个好身体，先要有个好心态，时刻觉察自己的内心，哪怕一丝一毫的负能量都要及时清理。《黄帝内经》云："阳虚则善悲。"负能量属阴，主动远离，主动清除。不把时间浪费在无谓的消耗上，保持身心快活。一些不好的情绪，做到雁过寒潭，不留踪影。慢慢你会发现心里越来越阳光了。

老年人的抑郁症，该如何避免

明　澄

这几年，老年人的心理问题越来越受到社会和人们的关注。《黄帝内经》里说"阳虚则善悲"。老年人正处在夕阳西下的阶段，阳气也是日益减少，再适逢秋冬，更容易引发负面情绪。

老年人焦虑症，尤其是一些老年女性表现为在家里忙个不停。而外出旅行时，又会表现为喜欢赶路，十点钟出发，往往他们五点就会迫不及待地去准备，生怕错过。还有一些老年人则表现为对子女的过分关注，而这种关注往往会带给孩子很大的压力。

这些大多都是心无所安，借助忙碌来掩盖内心的恐慌，从中医的角度来看，就是气血不足的表现。人要在年轻的时候时刻修心，把一些负面的东西及时清理剔除。不要等到年老体衰，发现自己有哪些地方不好想要去改的时候，却因气血不足而无能为力。这句话说起来简单，但是真能有做到"吾日三省吾身"的人并不多。

应该如何去面对自己的老年生活？如何做一个健康快乐的老人呢？

在年轻的时候，要培养一些兴趣爱好，读书、健身、旅行、摄影、绘画、种花都不错，偶尔打个麻将也比待在家里好。多结交一些兴趣爱好相投的朋友时常在一起，能增加不少快乐。

《黄帝内经》里有"欲独闭户塞牖而处者"的表述，意思是说当人的情志出现问题时，有一个很明显的表现就是不太愿与人交往。我在临床上遇见过两个比较典型的案例。一个是患有精神分裂的患者，发病的时候，喜欢关上门坐在家里，不愿意理人。还有一个是患有阿尔茨海默病的患者在发病之初不愿与人来往，经常拉上窗帘，枯坐在床上，颇为凄凉。所以，当家中的老年人出现类似表现，家属一定要多给予关心，多多陪伴，还可以找中医大夫调理一下身体，避免情况恶化。

发现老年人有抑郁倾向时，或者向子女抱怨心里不舒服时，子女可以关切地问一问："为什么？快告诉我怎么回事？"并且让老年人感觉到子女对他们很重要，子女也能及时帮助老年人排解不良情绪。不要只对他们说"要开心一点""要想开一点"，因为导致他们抑郁的并非心情，而是身体原因。

平日里可以根据老年人的身体情况，偏虚寒的可以辅以艾灸。不适合艾灸的老年人，趁着天气晴好，可以多出去晒晒太阳，尤其中午吃饱饭，晒晒后背是很不错的选择。不熬夜、不吃生冷寒凉的食物，因为阳气不足，快乐的能力也就衰退，所以要减少这些伤害阳气的行为。

抑郁的人往往会有睡眠问题。可以买点薰衣草的干花装袋放在枕边助眠，平时喝些茉莉花、玫瑰花茶，睡前还可以用艾草加凤仙花泡脚。

替情绪背锅的身体，你可曾好好爱过它

明　澄

　　前几天一个患者家属对我说："我妈妈因为遭遇了很多伤心的事情，所以她很留恋身体的病痛，以此来转移内伤。"

　　这句话真是将身心对疾病的影响分析得很透彻啊！当我们在成长过程中遇到没有能力面对的事情时，往往就会"抵押"身体作为逃避的理由，在潜意识里认为自己是因为病了才没有这个能力。这样就有了原谅自己的理由，也给自己一个认为他人会原谅自己的理由。所以当压力大的时，我们会说"吃不消了""扛不住了"，伴随的就是胃病和颈肩病。

　　德国一名眼科专家总结毕生经验时说："大多数的眼病都是因为有不愿意面对的事物引发的。"而我在临床上也常发现：一个耳背的人，家里大多有一个爱唠叨的伴侣；有咽炎的人，多半是觉得自己说话没人爱听……这些应该不仅仅是巧合。世界心理卫生组织指出：70%以上的人，会以攻击自己身体器官的方式来消化自己的情绪，而消化系统、皮肤和生殖器官是重灾区。

我有一个朋友个性比较强势，她对老公的不满来自老公的性功能障碍。我曾劝她说，两个人相处，你强他就弱，他看到你就怕，还怎能雄风振起呢？可是这个朋友却反驳："他去医院检查过，的确有病。"然后又说了一堆抱怨老公的话，其实她没想过，她的老公可能就是在用身体进行抗议。

我们的身体远比我们的思想更诚实。当你某一个地方出现酸痛的时候，其实就是那个部位在求关注，告诉你局部缺气少血了。身体就是我们人生的履历表，你遭遇的一切，它都会忠实地记录在每一处，然后用病痛的方式来告诉你。

古人早就发现情绪致病的严重性。"喜、怒、忧、思、悲、恐、惊"谓之七情。七情通于五脏，喜通心、怒通肝、悲通肺、忧思通脾、恐通肾、惊通肝，故七情太过则伤及五脏。情志的变动会损伤五脏，会导致脏腑功能的紊乱。"百病生于气也"。怒则气上，喜则气缓，悲则气消，恐则气下，思则气结，惊则气乱。气为血之帅，不同情志变化对人体气机活动影响不同，但都会影响到血。所以有"气滞血瘀"的因果关系，才会出现各种不同的症状。

情绪致病，直入五脏。治五脏者，半死半生也。林黛玉就是一个典型。可是现在，当身体出现种种症状的时候，人们往往选择"心安理得"地吃药，却很少会跟自己的身体对话，去问问承受我们情绪的身体受了多少的委屈，去寻找疾病的源头，去疏导那些聚集的能量。

我曾经治疗过一个患抑郁症的母亲，她总是感觉自己对不起孩子。有一天她来看我，我用手抚摸她的后背，轻轻地告诉她："你没有任何错，不要再自责了。"她忽然失控，趴在我的腿上哭了起来，那次哭完以后她好了很多。其实，成年以后，为了教养、面子，我们受了的委屈、有的情绪往往选择藏在心底，而不是像一个孩子那样把它发泄出去。这些被卡住的能量，往往就是病根。

学会疏导负能量，学会倾听身体的声音，下定决心走出痛苦，而不是沉溺于其中，才是真正的爱自己和对自己慈悲。

原来抑郁症的元凶竟然是它

明　澄

　　曾经有一个患者来找我治疗胆囊炎，胆囊炎治好之际，他说起自己之前有段时间一直很抑郁，但是在接受了针灸治疗后，心情逐渐好了起来。从他的主诉里我了解到，有些抑郁症患者到了晚上会更加悲观，躺到床上翻来倒去睡不着。

　　这种患者一般晚上病情严重，白天为阳，晚上为阴，日落而悲，说明阳虚。入夜难寐，说明阴亦不足。其实抑郁症的元凶就是不寐，衰后罪孽皆是壮时所造。失眠最初大多是主动不睡觉，等到想睡了，身体却不听使唤了。老祖宗一直信奉的"起居有常，饮食有节"在这个"任性的时代"早被抛弃了。什么叫日落而息？息字是由"自"和"心"两个字组成，真正把自己放空的状态就叫"息"。道家认为人如果没有经常的"小死"就换不回"大活"。我们的手机白天用了一天晚上还要充电呢，身体也一样。

熬夜最初对人体的影响就是容易焦虑，如果这个时候还不及时调整，再往下发展很可能就会抑郁。所以，我对患者说得最多的一句话就是"早睡是最好的良药"。西医学认为焦虑症和抑郁症都是内分泌失调导致的，中医学则认为，最佳的上床睡觉时间是晚上9点，此时三焦经当令，三焦通百脉。由此可见，调整好睡眠，是很必要的。

说到这里，顺便提下"三魂七魄"，三魂第二魂叫爽灵，爽就是快的意思。爽灵决定了人的智力、慧力以及反应的快慢。爽灵归心管，有无出息，有无担当，靠的就是它。怀胎满足百日，爽灵即至。英年早逝就是讲这些爽灵特别高但不知保养的人。爽灵高也是一把双刃剑，所以聪明不敌智慧啊。

七魄里的第七魄叫"尸狗"。尸狗主管睡眠，具有警觉功能。过于警觉，则不寐；不警觉，则难醒。太过和不及都代表魄有了问题，中医学说血足神藏其卧安。安，里面的"女"代表心，"宀"代表胸廓，心神落在胸廓里面才叫安。心不在焉，尸狗弱才会睡不着，醒不来。

老子说："归根曰静，静曰复命，复命曰常，知常曰明，不知常，妄作凶。"打坐和睡觉都是归根，都是入静，静就是阴，只有涵育好阴，才能转化出足够的阳，白天才能神采奕奕，这样才是常态。任意妄为的结果就是凶！这个"妄"字，下面的女又作阴讲，就是精，当被妄念所驱使，消耗的就是身体的阴精。

有一部分人身体极累，可是却怎么都睡不着，怎么办呢？下面给大家提供几个方法。

方法1：丹参、硫黄、菖蒲、远志各20g，共研细末，取白酒调成膏状，备用。每晚临睡前取2g药膏填入肚脐，胶布固定，次日晚上换药即可。本方具有养血安神的作用。如果嫌麻烦，单用一味朱砂填肚脐亦可。

方法2：合欢花就要开放了，取新鲜的合欢花与冰糖白酒一起浸泡七日，每晚睡前饮一盅，可以助眠。"萱草志忧，合欢蠲忿"，合欢花朝开暮合，具有很好的收敛功能。

方法3：花生棵煎水代茶饮，花生也是朝开暮合，所以它也能调理失眠。

想要好睡，一定不能上床太晚，通常人在21、22点是最困的，过了23点就精神。这是因为23点是子时，一阳生，阳气生发，人的困意就容易消散。另外，睡前要减少令神经兴奋的活动和高谈阔论；禁食辛辣刺激的食物，不喝浓茶和咖啡。白天做一些自己感兴趣的运动，保持心情愉悦，减轻心理压力，良好睡眠一定会伴您左右。

这里的皱纹最显老

明 澄

小时候邻居家有位阿姨，极其美丽，穿衣服也特别有品味。夏天的傍晚，一群小伙伴坐在院子里乘凉，最喜欢看她穿着带花的连衣裙，骑着自行车从我们面前走过，大大的裙摆被风扬起，带起一阵若有若无的香风，长长的卷发随风飘荡，隐现出白皙的脖颈，虽然只是一瞬，却能让人回味良久，希望长大也能如她那般美丽。我想象她的人生，应该很是春风得意吧？谁知有一天看她站在树下跟朋友聊天，边说边用手拢了头发，那一刻，我忽然看到她的耳前有几根斜行的竖纹，这几根竖纹一下让阿姨有些美人迟暮的感觉，真是令人感慨！

不知为什么，从此，我再看女性，特别爱看她们耳前的那个部位，脸上的妆容再精致，保养得再好，只要耳前出现了斜行的竖纹，就容易显老。

有些人年龄并不大耳前也会出现斜行的竖纹，而这一类女性往往阴血不足，喜欢熬夜。

从中医学的角度来看，足阳明胃经从这里循行。脾胃乃气血化生之源，后天之本。胃经在我们的面部大面积的分布，是多气、多血之经。气血充盈的人，就会面色红润饱满有光泽，而气血不足的人，则会面色暗黄，皮肤松弛甚至下垂。在《黄帝内经》里有这样的一段话："五七，阳明脉衰，面始焦，发始堕；六七，三阳脉衰于上，面皆焦，发始白。"意思是当女性到了三十五岁的时候，足阳明胃经就开始衰弱了，经络的作用是运行气血、营养阴阳、濡养筋骨，当脉气衰微之后，能提供给面部的营养物质也会减少，面色就会变焦，这个"焦"字是中原话，烤馒头烤得黄黄的、脆脆的就叫作烤焦了，馒头烤得焦黄吃起来很香，可是人脸变成焦黄色，就不漂亮了。

　　除了面色发焦之外，头发也会开始脱落。等到四十二岁时，分布于头面的阳明、太阳、少阳等阳经都衰弱了，而脸色也会变得更差，头为诸阳之首，头发因为阳经的衰微而获得的气血不足也开始变白了。

　　而这些，都跟我们脾胃有着莫大的关系。

　　不过，通过中医的方法健脾胃，还是可以有效地改善和延缓衰老的。

　　首先，最重要的一条就是早睡养气血；其次，就是管住嘴、迈开腿，不吃生冷寒凉的食物。最后，可以贴一些穴位作为日常的保健。

把麝香壮骨膏剪成1cm×1cm的正方形，临睡前贴于中脘穴、天枢穴、足三里穴，晨起拿掉。舌体胖大有齿痕的，或脾虚生湿的患者，可以加贴阴陵泉。

还可以用耳豆贴脾、胃、胆、耳中、内分泌、丘脑、脑垂体、三焦以及皮质下在耳朵上对应的穴位，血糖高的可以加胰区。如果伴有面色不佳，甚至面部下垂的，可以加面颊区。贴好之后，哪个部位疼痛得厉害，哪个部位就多揉揉。

用麝香壮骨膏贴身体和贴耳豆的方法可以任选其一，如果不嫌麻烦，也可以双管齐下。不过，贴6天之后，停1天，让穴位也休息一下。

女性的颜值里竟然隐藏这么多信息

明　澄

　　"手如柔荑，肤如凝脂，领如蝤蛴，齿如瓠犀，螓首蛾眉，巧笑倩兮，美目盼兮。""轻罗小扇白兰花，纤腰玉带舞天纱，疑是仙女下凡来，回眸一笑胜星华。""瓠犀发皓齿，双蛾颦翠眉。红脸如开莲，素肤若凝脂。""腮凝新荔，鼻腻鹅脂，温柔沉默，观之可亲。脸若银盘，眼似水杏，唇不点而红，眉不画而翠。"不用说，大抵也能猜出这些都是形容女性美丽的词句。而描述女性之美境界最高的便是"芙蓉为面，秋水为神，比花花解语，比玉玉生香。"

　　看完这些文字，是不是心向往之？把这些优美的文字翻译过来就说是：做一个丽人应该具备眉清目秀、唇红齿白、面色红润、腰细肢柔、善解人意这些条件。我们看似在追求美，其实核心是在追求健康。"芙蓉为面，秋水为神，比花花解语，比玉玉生香。"让我们看一看，怎么才是又健康又美丽。

双蛾颦翠眉，眉不画而翠

先从眉说起。想要眉毛生得好，颜色翠，必定要有一定的数量才能凝出翠色。人体的眉毛长得好不好和肺气及膀胱经有关。眉毛淡的人，多为阳虚，易怕冷，易感冒。阳虚则体力不足，做事拖拖拉拉，容易错失良机。所以说"登科一双眼，及第两道眉"，充分体现了身体是革命的本钱。我在临床上经常碰到初三和高三的孩子因为学习压力大出现各种情况，有的甚至要休学，其实都是体力不支的表现。

眼似水杏，秋水为神

再来看眼。水杏又大又圆，像水杏的眼睛必定不会小。"肝者主为将，使之候外，欲知坚固，视目小大。"肝开窍于目，眼睛大的人，肝功能大抵不差，肝功能好的人，肤色多很白净。眼睛大，如果没神还称不上美。"五脏六腑之精气，皆上注于目而为之精"，脏腑的精气足，眼睛才会有神。其实儿童和成年人的眼珠大小是差不多的，儿童的眼睛比垂暮之人的眼睛看起来更有神采其实是由脏腑精气的盛衰决定的。

鼻腻鹅脂

看完眉眼看鼻子。形容鼻子上的皮肤非常细腻，如同鹅脂一样。细腻到没有毛孔这种程度，皮肤一定非常好。心肺气虚，毛孔就容易变大。而我们的鼻头对应脾，鼻翼对应胃，脾胃有问题的人，鼻头、鼻翼的毛孔就会变大，甚至还会出现黑头、斑块、红血丝等问题。

唇不点而红

再来看嘴唇。脾开窍于口，脾胃乃气血化生之源。一个健康的人，嘴唇应该是红润饱满的。如果嘴唇青紫，可能是心肺功能有障碍；嘴唇有一圈暗紫色的线，可能头项部有瘀血；唇上有斑痣，肠里可能有息肉……

齿如瓠犀

看完嘴唇看牙齿。瓠犀是瓠瓜的籽，形容牙齿洁白整齐。颈椎好牙齿才能长得非常整齐，参差不齐的牙齿往往是颈椎有了问题。肾在外为齿，在内为骨，一口洁白整齐的牙齿代表着肾功能良好。

脸若银盘，芙蓉为面

再看脸形。银盘肯定指的是圆脸，圆脸大抵是天庭饱满，地阁方圆。天庭代表着先天足，在母体内发育良好；地阁则代表女性生殖系统发育的状况。如果是天生的"锥子脸"，是不利于繁衍后代的。看完脸形再看脸色，我们脸上是足阳明胃经大面积分布的地方。脾胃乃气血生化之源，气血充盈，才会有"芙蓉桃花面"，气血亏，则可能脸色暗黄。

领如蝤蛴

头上看完了再看脖子。领，就是脖子。病在肝，俞在颈项。颈椎不好的人，往往脖子比较僵硬，健康人的脖子是柔软的，蝤蛴是天牛的幼虫，又白又柔软，形容丽人的脖子丰润白。肝好，颈椎就好，脾气自然也好。

纤腰玉带舞天纱

再看看身材。纤腰一定很细，说明身体代谢状况比较好，腰腹部没有赘肉。而脾虚的人，往往是肚子大、胳膊腿细，肚子上的脂肪还特别难减下去。

比花花解语，比玉玉生香

最后看看性格。温柔、安静，充分说明丽人肝气舒畅，气血充足。肝主躁，如果肝血不足，才不会安静如闲花照水，怡然自得。更别说有闲心来与君共情，用她的温柔来缓解你的压力了。

真正的漂亮，是成为一个更加健康的人。

控制不住的抖腿

明　澄

　　我有个大学同学，小伙子颇有才气，就是有个坏毛病，总是喜欢抖腿。上学时他坐在我前面，抖得"山摇地晃"，人心烦躁。

　　后来，他来上海找工作，非常顺利地进入一家有名的设计公司。可惜的是，才工作三天，老板就找他谈话，请他离开。他非常不解，老板语重心长又半开玩笑地对他说："每天一落座，你的两条腿就不停地晃啊抖啊，我真担心你把我的公司晃没了。"我这位同学还伴有弱视，眼白发青，酷爱食酸，吃任何东西都要放醋，否则就吃不下去。通过这些我们似乎就可以分析出来，为什么别人不爱晃腿，而他爱晃腿的原因了。

　　肝开窍于目，青为肝之色，肝不足则爱食酸。肝主躁，看看这个"躁"字，为何要用"足"字旁？肝经又叫足厥阴肝经，肝经起于大脚趾，并沿着腿的内侧往上走。躁的意思就是性急、不冷静。相关的词汇有躁动、躁进、狂躁、急躁、浮躁、焦躁、烦躁、暴躁。这个字的意思和组成的词语都与肝相关。

而无巧不成书,《易经》认为,巽为躁卦,巽为风。《黄帝内经》云:"东方生风,风生木,木生酸,酸生肝,肝生筋,筋生心,肝主目。"巽卦对应的是肝,而肝生筋,筋如果想保持柔韧富有弹性,视力要想很好,必须要有充足的津血来濡养。

有些人长跑之后大汗淋漓,然后就会出现肌肉的眴动的现象,而多数人会感到肌肉酸,是因为津液的流失,筋失濡养造成的。所以当一个人肝血不足之后,肝风内动,就容易晃腿抖腿。

我的奶奶出身大户人家,她睡觉时的样子给我留下深刻印象,总是蜷着侧睡,一整夜纹丝不动,还跟我说:"睡觉要卧如弓。后来学了中医,才明白这其中的道理。睡觉不老实的人,往往吃饭比较快,性子相对急躁。吃得快消化就慢,胃不和则卧不安,小朋友消化不良时,也会夜里满床翻。

肝血不足的女性,平日爱发火、冲动、烦躁。待到怀孕时,因为需要大量的母血供养胎儿,自身的血不够了,就会容易出现妊娠反应。肝血越是不足的女性反应就越强烈,而且到怀孕后期,还容易出现腿抽筋等问题。

肝血足的女生气色很好，性格也不错，怀孕的时候几乎不会有太多的不适。

古人云：男子先天以肾为本，女子先天以肝为本。所以女人养肝很重要。怎么养？"血卧则归肝"，所以早睡是最好的养肝法，也是最好的良药。

CHAPTER THREE

3

第三章

中医育儿面面观

孩子生病了该怎么护理

Steven

　　每年五一节前后，医院和门诊都会"迎来"一批发烧的孩子。原因是这段时间天气阴晴不定，变幻莫测，昨天还是大太阳，今天就变成狂风暴雨。这种反反复复的天气变化，会让不少人中招，尤其是孩子生病全家跟着着急。现在有很多家长知道如何应对孩子生病，但是对于生病后如何护理却不太清楚。孩子生病后从起居和饮食两方面说说中医的养护观。

起居

　　避风。发烧的孩子在房里躺了一天，需要保持室内空气流通。有些发烧的孩子会出汗，出汗时毛孔打开，风邪趁势而侵入人体，很容易使病情反复。所以家长一看孩子病快好了，带孩子出去透气、散步时候，最好给孩子戴上帽子或穿个帽衫，这样可以防止头部被风吹。中医里有个词叫"回风"，说的就是病快痊愈时被风吹，再度发病的情况。

切勿盲目发汗。很多家长在孩子疾病初起时，会进入一个误区：出了汗，烧就退了，病就好了。其实，发烧温度的高低和病情的严重程度并不成正比。整本《伤寒论》里都在强调六个字"保津液，护阳气"，盲目发汗会伤到人体的津液。所以家长用了美林之后，孩子的确出汗了，烧也退了，但是过一会儿还会再烧，而且此时再吃退热药可能就没有用了。退热药是强行发汗，通过出汗暂时把热量排出体内。但是体内产生多余热量并没有根本解决，所以孩子会再次发烧。而之后再吃美林无效是因为体内已经没有多余的汗（津液）可以再发了，这种误治反而会加重病情。

饮食

感冒发烧期间，孩子的饮食应以清淡、易消化的为主。鱼虾、牛奶、鸡蛋等高蛋白食物，以及甜腻、油炸、生冷的食物都要忌口。水果也属于生冷的食物，所以水果最好也不要吃。

有的患者很无奈，这些都不能吃，那吃什么？其实除了上述忌口食物以外，蔬菜、瘦肉、五谷还是可以吃的。

许多家长担心不吃鸡蛋牛奶孩子会缺乏营养，其实这个观念非常陈旧了。20世纪80年代以后出生的这代人，小时候的饮食非常丰富，吃得过多只会营养过剩。

人在生病时候，代谢和机能下降，吃"营养高"的食物不见得能很好地吸收。有些孩子发育迟缓，其根本原因不是吃的不够好，而是因为自身的脾胃功能弱，无法吸收营养，所以才会营养不良，发育得慢。解决问题的根本是让脾胃功能强起来。

病快好时，孩子的胃口也恢复起来，但此时千万不要给孩子吃一些甜腻、高蛋白食物，这样会给疾病留下"小尾巴"。很多过敏性鼻炎、过敏性哮喘、过敏性中耳炎就是这样造成的。

给孩子喂药的"套路"

明　澄

　　喂孩子吃药，是很多家长的难题。总结一些给孩子喂药的"套路"，供大家参考。

　　1岁以内，孩子没什么辨别能力，药直接喂下去，下顿再喂药时孩子已经忘了药的味道。

　　1~2岁，孩子开始知道汤药是苦的，所以很抗拒。这时家长可以把汤药倒入两个小酒盅，一人一个，"豪气冲天"地对孩子说："干杯！"孩子的激情被点燃，端起酒盅毫不犹豫一口干下……

　　2~3岁，孩子对"干杯游戏"玩腻了，可以把汤药放入饮料瓶中，让孩子"喝饮料"。

　　3~4岁，喝饮料的方法已经不管用了，家长只好再想新招。对孩子说："这碗汤药你不用喝完，只喝五口怎么样？"孩子想想，觉得这个"生意"可做。于是家长就变成了一个不识数、怎么都数不到五的人，直到孩子把药喝完。如果孩子自己会数数了，可以改变策略，对孩子说："你不用喝完，只喝五口，但是要五大口。"孩子低头喝药时，家长说："嗯，这口不算，这口太小，这口还行……"此招的有效时间最长。

4~5岁，大多孩子不会吞服丸药，如果嚼服，除了药效打折扣外，味道也很苦。这时给孩子讲个《鸭子挖井》的故事：从前有一只鸭子和一只鸡，它们生活的地方没有水源，喝水很不方便。鸭子提议挖口井，鸡却说雨水就够喝了，懒得参与。于是鸭子辛辛苦苦地挖井，把尖嘴都磨成了铲形。井挖好之后，鸡却过来悄悄地喝，怕人看到，喝一口就仰起脖子，仰得高高的……再讲一个《咕咚来了》。一个木瓜掉到湖里，咕咚一声，吓得小兔子拼命地跑，小松鼠看到后问它为什么跑，小兔子就喊"咕咚来了，太可怕了！"于是小松鼠也吓得跟着跑，最后整个森林的小动物都吓得跟着跑……孩子听了后一个故事笑得很开心，趁热打铁跟他讲："我们也来咕咚一下好不好？你把药丸放嘴巴里，然后学小鸡喝水就能出现咕咚的声音。"孩子跃跃欲试，果然成功地把药丸吞下，在他发出"咕咚"之声时，家长还可以适时地表现出害怕的样子，孩子就喝得更欢了。

5岁以后，可以和孩子玩角色扮演。孩子当机器人，家长当操作员。拿孩子身上的纽扣做按钮，按一颗扣子说："启动机器人。"娃应声启动，然后再按一颗扣子，发一个指令："喝药程序已启动，请于1分钟内执行。"孩子甚是听从，任务执行得相当完美。

孩子养得好不好，用这几个指标做参考

明 澄

孩子如何才能健康成长，是家长之间永恒的话题。判断孩子是否健康，除了望闻问切，吃喝拉撒，还有一些量化的数据可以做参考。

体重

我记得小时候，姥姥会经常去找邻居借大秤，然后用一块布把表妹兜起来称体重。称体重最好是在清晨、空腹、排空大小便、仅穿贴身衣服即可。如果已经吃过饭，可以在吃饭两小时后再量体重。

新生儿生的体重为3kg左右，出生后前半年平均每月增长约0.7kg，后半年平均每月增长约0.5kg，1周岁以后平均每年能增长约2kg。

按照这个规律，公式就出来了。

6个月以下的宝宝体重，可以用这个公式：

$$3+0.7 \times 月龄$$

比如宝宝3个月大了，他的体重大概是：

$$3+0.7×3=5.1kg$$

7~12个月的宝宝体重，可以用这个公式：

$$7+0.5×（月龄-6）$$

比如宝宝8个月了，他的体重大概是：

$$7+0.5×（8-6）=8kg$$

1岁以上的宝宝体重，可以用这个公式：

$$8+2×年龄$$

比如宝宝3岁了，他的体重重量大概是：

$$8+2×3=14kg$$

一般从体重可以判断孩子的生长发育状况、衡量孩子的营养情况，也可以作为医生用药剂量的参考。体重增长过快常见于儿童肥胖症，体重低于正常均值的85%为营养不良。

身高

身高主要反映骨骼的发育，它与民族、遗传、体质、营养、运动、疾病等因素有关。

身高显著异常往往与疾病相关，低于正常均值的70%，便可考虑侏儒病、克汀病和营养不良。

新生儿出生时身长约为50cm，出生后第一年增长约25cm。1周岁的孩子标准身高是75cm左右。每个孩子身高生长的速度也不一样，1岁内前3个月长得最快，能长12cm；第二年身高增长约10cm；两周岁后到青春期每年身高增长约7cm。进入青春期后，身高的增长会出现第二个高峰，增长速度能达到学龄期的两倍，而这个生长高峰可以持续2～3年。

2～12岁儿童的身高推算公式为：

身高（cm）=75+7×年龄

比如孩子今年8岁，身高130cm，已经读三年级了，常年在班上坐第一排。家长总担心自己家孩子长得小。家长用公式赶紧算了一下，算完马上不焦虑了，和标准身高也就差了1cm，所以属于正常范围。

75+7×8=131cm

现在的孩子营养好，很多发育早、长得高，有的家长觉得自己家孩子没别的孩子高就非常焦虑，殊不知人和人之间的个体差异还是很大的。通过这个公式，只要没有低于平均值的70%，家长便大可放心了。

其实想让孩子长得高，可以参考农村养猪的方法。农村善于养猪的人，在猪小的时候绝对不让它吃太多。这样猪就只长骨架，待猪的骨架长到一定程度时，再进行追肥。这个方法叫"吊壳郎子"。如果在猪小的时候就拼命喂，它的骨架就不能充分长大，成年后相对会偏小。孩子也是一样，脾胃还没发育好，如果喂食太多，就容易伤到脾胃的功能，造成食积，反而不利于生长发育。

所以，还是钱乙说得好：若要小儿安，三分饥与寒。

"网课时代"快来救救孩子的眼睛

明　澄

2020年是庚子年，五运六气是金运太过，《黄帝内经》有云："岁金太过，燥气流行，肝木受邪。民病两胁下少腹痛，目赤痛眦疡，耳无所闻。"肝开窍于目，邪气伤肝，很多人的症状就会表现在眼睛上。这段时间，我接到很多网络问诊，有的孩子是眼睛痒，有的孩子是眼睛痛，有的孩子是眼睛红肿，有的孩子是畏光流泪……偏偏这个时候，还停课不停学，每天上网课的时间又很长。

咱们根据孩子们的症状，给大家推荐几个方法。

眼睛痒

眼睛痒是一种眼部的常见病，一般由风邪、湿热或血虚生风导致。

方法1：将麝香壮骨膏剪成3cm×3cm的正方形，睡前贴太冲穴、太溪穴、阴陵泉穴、尺泽穴、印堂穴、阳白穴、四白穴、太阳穴、翳风穴，早晨起床后拿掉即可。

为了护视力，眼保健操是很有必要做的。视力下降的原因是眼睛疲劳了却还在看东西。这个时候休息一下眼睛，做做眼保健操，看看绿色，就能让眼睛得到休息和恢复。为什么从小老师就强调要多看绿色，这是因为绿色在五行里对应肝，护肝就是护眼呀！

方法2：将一颗绿豆放入剪好的麝香壮骨膏中间，放在耳垂正中前后对贴。

方法3：取当归10g，黄芪15g，童子鸡一只，料酒、胡椒粉、葱姜、食盐适量。把鸡放入沸水中氽透，再把当归、黄芪塞入鸡肚子，加清汤与调料，经沸水武火上锅蒸两小时取出即可食用，一周吃两次，第二次可以把当归、黄芪换成枸杞15g塞入鸡肚子，连续服用一个月。鸡为巽卦，肝亦为巽卦，这个食疗方吃了不但对视力好，对颈椎也非常有帮助。

眼睛红肿

眼睛红肿最常见于眼睑及白睛部位，引起红肿的原因多为风、湿、热、气滞血瘀或外伤等。

方法1：凤凰衣3g、地骨皮3g，共研细末，吹少量入鼻中，每日3次，这个方法对风眼红肿有效。凤凰衣就是蛋壳里面的那层膜，最好的凤凰衣是小鸡出生时带出来的，但很难找，就用家里的鸡蛋壳里的膜代替也有效果。

方法2：用柳树叶子煮水熏眼，捞出叶子趁热湿敷患处，没有柳叶用金银花也可以。

方法3：枸杞叶60g，鸡蛋1个，清水煮沸放入枸杞叶，鸡蛋搅碎倒入，盐适量，喝汤。此汤祛风明目，枸杞叶菜市场有卖。

眼睛酸痛、畏光

方法1：用桑叶、菊花、银花、防风、归尾、赤芍、黄连各适量，一起煎沸趁热先熏后洗，再把药渣捞出放在眼部湿敷。每晚一次。这个方法对于睑腺炎（麦粒肿）也有效。

方法2：决明子、白菊花各15g，粳米60g，先把决明子和白菊花用砂锅水煎取汁，再用药汁把米熬成粥即可食用。此粥清肝明目，疏散风热。

睑腺炎（麦粒肿）

引起睑腺炎（麦粒肿）一个主要原因是用眼过度，如果孩子已经得了睑腺炎（麦粒肿），可以使用以下方法，并在此阶段尽量少看电子产品。

方法1：食盐放入患者肚脐中，用纱布固定，每日换1次，连续3天。

方法2：将食盐用水化开，用棉签蘸少许，反复擦拭患处，1天3次。

视力下降、近视

近视眼是指视远不清，视近清晰的一种屈光异常的眼部疾病。从中医学角度来看，肝开窍于目，肝血上养于目则视明。肝肾同源，目受血能视，所以近视与肝肾的阴血不足有很大的关系，下面介绍几种预防近视的方法。

方法1：用麝香壮骨膏剪成3cm×3cm的正方形，睡前贴太冲穴、太溪穴、阴陵泉穴、尺泽穴、印堂穴、阳白穴、四白穴、太阳穴、翳风穴、合谷穴、内关穴、养老穴、臂臑穴，早晨起床后拿掉即可。

方法2：猪肝50g，菠菜25g，煮汤食用。也可以用枸杞25g与猪肝50g一起煮汤服用。

方法3：干银耳3g泡发，枸杞子5g，鸡肝50g，茉莉花12朵，料酒5g，姜汁2mL，食盐、淀粉适量。把鸡肝洗净切片，用淀粉、料酒、姜汁、盐调匀备用，锅中先放入清汤和调料，然后下银耳、枸杞子。汤煮沸时，转文火加入鸡肝，待鸡肝熟后，关火，汤中撒入茉莉花即可食用。如果没有新鲜茉莉花，可以用干茉莉花代替。

方法4：怀山药500g，白砂糖200g，炒熟的面粉100g，熟莲子25g，桂圆肉25g，猪油、蜂蜜各少许。将淮山药打碎与炒熟的面粉加水和猪油揉成圆饼状，再把熟莲子、桂圆肉切碎撒于表面，上锅蒸15分钟，每天适量食用。吃之前先把糕蒸熟，再淋上蜂蜜即可。

以上这些方法可以对症使用，但是孩子的眼睛还没完全发育好，所以保护和预防很重要。合理用眼，早睡才是解决问题的根本。一个好朋友去年冬天让我帮忙找当地最好的眼科医院和专家给她7岁的孩子治疗眼病。我给这孩子看过，是明显的先天不足，还做过手术。但是课业繁重，孩子每天12点才能睡觉，这种作息持续了半年之后，孩子的视力"断崖式"下跌，连视力表的第一行都看不清了。其实这种情况，应该好好调整孩子的作息，减轻孩子的压力，如果无法改变这些因素，再好的医院和再好的医生也只是治标不治本啊！五脏六腑之精上注于目，身体的精都不足了，何来供养眼睛？建议视力不好的孩子最好能20点半上床，21点入睡。学习是一辈子的事，好身体才是支撑一切的基础。另外，多晒太阳，可以吃完午饭在窗前晒晒后背，晚上可以到阳台上看星星。有条件的孩子最好能睡个午觉，午睡养心，眼底归心管，养好心血，对保护视力也很重要。

为什么孩子咳一声，家长就心惊肉跳

金小新

最近治疗了几例儿童咳喘、荨麻疹的问题。虽然这些对于中医大夫来说，是司空见惯的肺系疾病，但是老生常谈的常识，还是值得和大家一起回顾，以免有些患者因为不了解、不清楚，陷入没有必要的烦恼中。

肺与皮肤的关系

为什么咳嗽与荨麻疹都可以归到"肺系疾病"？中医学认为"肺主皮毛"。简言之，皮肤是肺功能的一种外延，它们的共同之处是"司呼吸"。

皮肤是人的第一层屏障。中医学认为，外邪要穿透皮肤这层屏障，才可以进入身体的不同位置，引发不同的疾病。

风邪是什么

邪气中以"风邪"最有代表性，所以中医学里又有

"风为百病之长"的说法。中医学里的"风"是一种运动的能量形态，它的特点是会跑动，一会儿在这里，一会儿在那里。比如有一种疼痛叫"游走性疼痛"，就是忽而这疼，忽而那疼，这就是典型的"风邪"作怪的疼痛形态。

基于风的这种特点，我们可以发现，风在皮肤之上，就有痒、疹之类的表现，若其深入肺脏，可以引起咳嗽、哮喘之类的疾病。

在皮肤之上的病是轻的，所以我们将无伤大局的事情，称为"疥癣之疾"。反之，病在脏腑之中就是大问题了。与皮肤的痒、疹比起来，咳嗽、哮喘就严重一些，因为"病邪"停留的位置更深入了。

人体是十分精密的，它总是试图利用自身的力量驱走对健康不利的"邪气"。所以生病时出现的症状，大多数是"正邪交争"，是身体自愈过程中的必经阶段。

如果身体的正气胜出，内侵的"邪气"就会向体表退却。咳嗽哮喘就有可能会变成皮肤类的疾病表现出来，这个时候，医生若是了解这个机制，患者也能知晓并配合医生，医生就可以用解表的药物将外邪彻底驱赶出人体，使喘咳真正"断根"。

反过来，当发现一个人患了皮肤类的疾病，医生也可以用"打压正气"的方法来治疗。比如，乱用寒凉泻下的药物，使人变得虚弱，这个时候，皮肤上的"外邪"就容易内侵，进入肺脏之中，从而人为制造出咳或喘的疾病。

患者心里要清楚，如果医生将你的喘咳治成了皮肤之病，那恭喜你，你的病正在慢慢痊愈。了解了这一点，也许你就不会因为孩子身上的一个风团红包"夙夜忧叹"了。

邪在半表半里的例子

几个月前，我曾碰到一个荨麻疹得了3个月的孩子，而且伴有哮喘。当我看到这个孩子的时候，正是他风团严重的时候。我诊了一下他的脉，浮取不甚有力，中取的时候却很滑。懂脉法的人一摸就知道，这个孩子的病是在半表半里之中。换句话说，这个"邪气"有一些在皮肤上，有一些在肺里。所以他既表现出了在皮肤的疹子，也表现出了在肺脏的喘咳。于是我就给他开"柴胡桂枝汤"原方，把半表半里的邪气透发出来。

一周以后，孩子的喘咳与风疹都明显减轻了。摸脉时中取的滑象轻了很多，于是我给他换方：炒白术10g、苏叶3g、陈皮6g。这个方子相对前面轻了很多，但大体的思路还是透邪出表，所以孩子的病慢慢痊愈了。当然，我还要强调一下，中药脱离了辨证是不可能取效的，读者千万不要误以为"柴胡桂枝汤"是荨麻疹专方，而去乱用。

邪气出表的例子

很多时候，医生也只是辨证论治，至于疾病如何发展，医生也很难百分百判断。比如上面所讲的例子，邪在脏中出表的时候会发出疹子，那是不是每个患者都会这样呢？答案是否定的。

之前我治疗过一个6岁的小男孩，他的母亲带他来找我时，只是说孩子发热两日、腹痛、大便溏泄。我见他舌质略红，脉只见中取缓滑，便认为是湿热内郁三焦之中，于是就开了"甘露消毒丹"。"甘露消毒丹"是一个常用方，主要是用来治疗湿热内郁。我当时认为，以此方祛了湿热，大便溏泄与发热都会治好。结果确如我的预想，孩子退了烧，但是全身发出了很多风疹。他的母亲为此颇为焦虑，我也只得做好解释劝慰的工作。

为医之难，可见一斑。虽然这个例子不大，但是如果患者也能举一反三，真的可以化解很多医患之间的麻烦事。

我家有个"鼻炎郎"

Maggie

这半年一直跟着老师学习治疗鼻炎的方法，并且暗下决心：要让我家的"鼻炎郎"少受流鼻涕、鼻塞、流泪、喷嚏不断之苦。我们从孩子的体质入手，总结他发病的时间、发病的诱因，并及时预防、积极干预、长期预后，终于成功减少了孩子疾病的复发。

鼻炎的分类

鼻槁：类似于萎缩性鼻炎。主要特点是鼻及鼻咽部时有干燥感。这是由于鼻黏膜的腺体萎缩，分泌物减少所致。

鼻鼽：类似于过敏性鼻炎，阵发性的打喷嚏，伴随清水样鼻涕，会出现鼻塞的症状。

鼻窒：类似于慢性鼻炎，一般持续三个月以上或反复发作，迁延不愈，分泌物增多，鼻黏膜肿胀或增厚等。

鼻渊：类似于鼻窦炎（上颌窦、筛窦、额窦和蝶窦的黏膜发炎统称）。因鼻黏膜充血肿胀和分泌物积存，可出现患侧持续性鼻塞，还会伴有脓涕、局部疼痛和头痛。

此外还有鼻衄、鼻疳等。

肺开窍于鼻，鼻炎大多和肺的功能失调有关，同时其他脏器，还有痰湿、血瘀等病理产物，也会对鼻炎有影响。每当夏天空调温度开得较低、秋天转凉、喝了较多的冷饮、工作辛苦劳累时，鼻炎就容易出现。家里种的植物有浓郁的香气，或者接近毛茸茸的小动物、做些整理被褥之类容易扬起灰尘的家务活时，鼻炎就又来给你"颜色"看了。

鼻炎不仅会让人一把眼泪一把鼻涕，还会伴有严重鼻塞、喉咙干痒、眼睛发热、头痛、睡眠不好等情况。

我家那位"鼻炎郎"每每发作时，鼻塞、咽干代表了津液不能布散；咳嗽痰稀、量较多，有寒痰的特点。再看"鼻炎郎"其他身体症状：平时易出汗、汗多，大便不易成型，累了手心容易发热，常常锻炼可是肌肉不太发达。根据以上情况综合判断，"鼻炎郎"是脾气虚固摄功能降低，于是家里常备中成药：补中益气丸。

补中益气丸这个方子的思路：益气除湿的四君子汤去了茯苓，加较大比例的黄芪来固摄；陈皮、当归理气、养血，使全方补而不滞；升麻、柴胡又保证了益气基础上的升举作用。

　　我家"鼻炎郎"平时调养所用，医生治疗鼻炎的方子最常出现的是这些药：苍耳子、辛夷、白芷、细辛。这些都是通鼻窍的常用药，再配上一些组合：杏仁配桔梗以宣降肺气，桔梗配枳壳能行气宽胸，半夏、茯苓和陈皮来理气化湿祛痰，而半夏、茯苓、陈皮和甘草的组合就是治疗痰湿的基础方二陈汤。

　　作为一名了解中医的"达人"，我根据季节准备了不同的自制饮料。夏天是酸梅汤，入秋以后就改成甘草枇杷水了。平时也尽量喝些红茶、陈皮熟普洱等热茶。

　　经过一系列的调理，我家"鼻炎郎"的鼻炎只发作过一次。所以，学一点中医常识，找专业的医生诊治，我们也能大声说："鼻炎，请远离我的生活吧！"

原来孩子近视竟然是因为……

明　澄

　　孩子近视大多与用眼卫生、不良习惯有关，经过这几年的临床我发现，有一些生活细节可能会直接或间接导致孩子近视。

握笔姿势

　　每一个来找我看视力的孩子，我都会拿出表格请他们填写，写字的过程中顺便观察，发现这些孩子大多握笔姿势不正确。不要小看握笔姿势，错误的握笔姿势会导致大拇指遮挡正在书写的字，为了看到自己写的字，脑袋就会不自觉地向左歪斜，长此以往，颈椎就会出现问题。我们知道，第一、二颈椎出现问题就会导致视力下降和斜视，而当孩子长期脖子向左倾斜，身体为了维持平衡，胸椎就会右拧，骨盆则向左，脊柱侧弯也就形成了。我们的脏腑都是挂在脊柱上，当脊柱不正了，各种疾病也就找上门来了。

另外，写字时歪脖子还会导致双目视距不等，时间长了，一只眼睛就会视力下降，慢慢再拖累另一只眼睛。所以，躺着看书会近视的真正原因也是因为视距不等。

我记得小时候上学，老师会反复强调"三个一"：身体坐正，胸口距离桌子一拳；眼睛距离书本一尺；握笔位置距离笔尖一寸。这个一寸可以让小朋友每次写字前三个手指头并住，然后放在笔尖上方比画一下即可。希望家长们在孩子第一次拿笔的时候就要好好引导，否则养成错误的握笔习惯后很难更改。

孩子们为什么会出现错误握笔？大多是因为他们太幼小，肌肉骨骼都没发育好，手指力量不足，为了握牢笔，就会尽可能地靠近笔尖。可以用一个橡皮筋套在握笔处，防止手指下滑。就如同一些针灸师，持针总喜欢捏在针尖上方一样，都是指力不足的表现。

张口呼吸

来找我看视力的孩子，大多躺下来都会不自觉地张着嘴巴。我问他们："你有鼻炎吗？""没有。""那你为何要张嘴呼吸呢？""闭着嘴就不能吸气了呀。"这样的孩子还有一个特点，就是站立的时候，会不自觉地含胸，背挺不直。这是为什么呢？其实是感冒后遗症，也就是说感冒没有经过正确的治疗导致鼻炎。鼻炎难愈也与颈椎第四、第五椎出现问题有关，从而导致流涕、鼻塞以及过敏性鼻炎。

张口呼吸会导致咽管变窄，牙齿也会不整齐，而且还会含胸。这是因为患者为了气管顺畅不自觉地将头部往前探，当头部向前，颈椎负担就更重，吸入的空气也会减少。不正确的体态会导致脊柱出现间距，不健康的脊柱可能会导致视力的下降。

从中医学的角度来看，肝开窍于目，五脏六腑之精上注于目。五脏六腑是挂在脊柱上的，脊柱出现了问题，脏腑提供精气也会相应出现问题。再者，肝经"其支者，从目系下颊里，环唇内"，治疗鼻炎要调肝。鼻子两侧是泪腺，眼睛有问题的患者，泪腺有可能也是堵的。我在给患者治疗眼睛的时候，患者经常会不自觉地流眼泪，泪为肝之邪，此为好现象。

光线

光线有3个要素：

1.亮度，即亮还是暗。太阳光下LUX100000，台灯下LUX300。太亮的光线对眼睛会产生刺激，所以小时候老师告诉我们不要在太阳底下看书。当然，太暗的光线会使眼睛看东西很吃力，从而导致视力下降。

2.色温，即偏红还是偏蓝。通常以K来表示，越高表示越蓝，太阳光正午最高是5500K。色温太高的光线会很白、很亮，对眼睛的刺激很大，所以建议不要使用色温太高的灯，4000~5000K的较为理想。

3.显色性。光源对于物体颜色的呈现程度称为显色性。比如，路灯的黄光显色指数只有30，在这个显色指数下，物品的细节看不清楚，红黄蓝也很难分清。而LED灯的显色指数在70~90，但因为我们使用的是交流电，所以会产生频闪，对眼睛的伤害很大，色感弱的人，在LED灯下很难分辨出米色和白色。

现在很多台灯的灯泡用的LED灯，LED灯发出的光线很容易让眼睛疲倦。这是因为除了频闪，大多LED灯具存在严重的蓝光溢出问题。日积月累，眼视网膜将会受到不可逆转的伤害。以前的煤油灯虽然亮度不够，但近视的人反而不多，这是因为煤油灯是自然光线，没有频闪。因此，写字看书最好还是选择白炽灯，虽然也有频闪，但是频闪频率低得多，对眼睛的伤害也会小一些。白炽灯的显色指数为100，与太阳光最接近，被视为理想的基准光源。

怎么教育孩子《黄帝内经》早就告诉你了

明　澄

《黄帝内经》中讲了一年四季的养生之道，春生、夏长、秋收、冬藏。那怎样看待"春生"呢？

春应木，春天来的时候，大自然生机勃勃，天地的阳气寄附于草木，此时在草木身上最能看到春天的感觉。

四季也可以对应我们的一生，假设一个人的寿命是80岁，春天对应0～20岁；夏天对应20～40岁，秋天对应40～60岁，冬天则对应60～80岁。春天是起始，也是最关键的时刻，就像一棵树的幼苗期，如果呵护好了，一定能茁壮成长。如果树木逆了生机，就有可能会夭折。

春天应该怎么养护呢？《黄帝内经》提出要"生而勿杀，予而勿夺，赏而勿罚"。意思就是春天是要呵护生机，不能斩杀。春天是给予的时机，不是夺取的时候；春天还要多进行奖赏和鼓励，而不是去打压和责罚。

"木"之性是往上生长。木性的特点是易顶撞、不服人，很多青春期的孩子有这个特点。青春期之前的年龄段应"生而勿杀"，对孩子的教育也要采取引导的方式，把"土壤"培育好，给孩子创造良好的环境，让他们好好成长。多多赞扬和鼓励，而不是随便地指责、批评、打击，否则会导致孩子在成年后出现问题。

我家以前请过一个年轻的保姆，她家当地的风俗是把孩子交给老人管，自己出来挣钱，也许是出来久了，她对孩子的感情并不深。一年暑假，孩子来上海找她，她因为兼了几份工，带着孩子不便，不由得跟我们抱怨，我们便让她把孩子白天放在我家。后来我发现孩子患有白癜风，就帮他治了，这个病其实是情志问题引起。暑假结束，保姆要把孩子送回老家，他抱着妈妈号啕大哭，不舍得放手。他说那个暑假是他最幸福的日子，白天玩得很开心，还能每晚见到妈妈。

无独有偶，我家门口有个理发店，是一对夫妻所开，暑假，他们的儿子过来了，七八岁的年纪，我看到他脸上有白斑，就提示他们注意。听说那孩子也患有白癜风，因为想念父母，几乎日日哭泣。夫妻二人觉得出来挣钱就是为了儿子，现在儿子却因为想念他们而得病，还不如回去陪孩子。所以没多久，那家店就易了主。这对夫妻值得称赞！其实，临床上我发现很多白癜风患者的肝气郁结，肝应木应春，如果没有顺应春气，违逆则会伤肝，就会出现诸多疾病！

　　春天，体内的阳气虽然弱小，但生发之性跃跃而出，此时，要"顺木之舒缓、条达之性而养阳气"。为了孩子美好的明天，请每一位父母，多给孩子一些爱，多一些陪伴！

如何选择消食药

明　澄

　　节日里考虑得最多的是"吃什么玩什么"。家里的老人们在节日里准备了各种各样的好吃的，想让孩子们回来好好补补。

　　而临床上，很多孩子的病都是食积引起，古人总结小儿的特点是"肝常有余，脾胃不足"。这点从西医学的角度也可以证明，正常成年人的肝脏一般触摸不到，但是两岁以下的孩子肝脏相对较大，容易触及。那我们的胃呢？刚生下的孩子胃非常小，是靠后天的饮食一点一点撑起来的。"肝常有余，脾胃不足"的意思就是孩子的脾胃运化功能还不健全，如果喂养不当，很容易造成"奶积"或者"食积"。

　　食积之后孩子会有哪些症状？父母应该怎样分辨呢？

食积辨证

　　1.闻气味，孩子是否有口气，如果口气味道奇怪，可能是吃多了，可用保和丸化水给孩子喝一些。

2.看舌苔，孩子舌苔厚腻，或舌苔不厚腻，但舌尖红。

3.看颜色，脸蛋特别红有可能也是吃多了的表现。

4.看头发，是不是打绺，一撮一撮的。

5.看面部，有的出现红血丝，有的是在两侧出现白斑。

6.看睡眠，喜欢趴睡，子时过后满床翻滚，磨牙。

7.看手脚，手脚心热，喜欢光脚走路。

8.看喜好，喜欢用肚皮贴凉处，有爱贴地板的，有爱贴玻璃的，有爱贴凉席的，有爱贴墙壁的，总之哪里凉就往哪里贴。

9.看饮食，爱挑食，没胃口，爱吃肉，不爱吃蔬菜。

10.易晕车，有些孩子的晕车与吃多了有很大关系。

11.反复咳嗽。

以上能对应一两条，基本就可以判断为孩子食积了。促进消化、增进食欲的药食有很多，"消食神曲莱菔子，内金山楂麦谷芽"，具体用哪个好呢?

先想想孩子在出现食积情况之前的饮食，就可以对症下药了。

山楂

因为吃肉导致食积的孩子，可以用山楂。

山楂酸、甘、微温，入脾胃经，是消肉食积滞之要药，如果没有鲜品，可去药房买些大山楂丸。

小时候，我姥姥炖肉、煮肉的时候，往往喜欢往里面放一些山楂、陈皮，说这样好消化，而且提味。每次吃完肉，姥姥还会给我吃点儿山楂片。

另外，山楂能够行气散瘀，所以还能用于产后瘀阻腹痛、痛经。炒用还可以止泻止痢。

此物虽好，脾胃虚弱而无积滞或胃酸过多的人要谨慎使用。

神曲

如果食积又兼有外感的，或者酒食陈腐之积，可以用神曲。

神曲制作时加了一些解表药，用面粉和杏仁泥、赤小豆粉以及鲜青蒿、鲜苍耳、鲜辣蓼的汁液混合搅拌，使之干湿适宜，放入筐内，覆以麻叶，保湿发酵1周，待长出黄菌丝即可取出，切成小块，晒干使用。

神曲可以行散消食、健脾开胃，还能帮助人体消化

吸收金石类药物。成年人一天总用量6～9g，小儿适当
减量。

麦芽

过量食用米面、山药、红薯导致的脘腹胀痛，可以
用麦芽。

麦芽除了消食健胃，还能舒肝解郁，所以因为生气
导致的肝郁气滞、消化不良可以用麦芽。

和麦芽比较像的是稻芽，作用也是消食和中、健脾
开胃。麦芽往往和山楂、神曲同用，号称"焦三仙"。

由于麦芽能够回乳，所以哺乳期的妇女勿用。

莱菔子

食积腹胀，并且痰多的孩子，可以用莱菔子。

莱菔子辛甘平，消食除胀，降气化痰。一般是炒用，
若是生用，可以涌吐风痰。

还有一些人喜欢乱吃补品，比如人参吃过量，引起
不适的，可以用莱菔子煎水喝。

莱菔子辛散耗气，无食积痰滞、气虚者慎用。

鸡内金

孩子食积比较严重，而且记不起是什么原因导致的食积时可以用鸡内金。鸡内金除了消食健胃、善治小儿疳积，还能涩精止遗，对肾虚、遗精、遗尿都有效。另外，砂石、淋症、胆结石、肾结石也可以使用。

鸡内金一般研末服用，小时候姥姥用鸡内金给我烤的脆饼非常好吃，用芝麻盐和鸡内金粉以及面粉一起加水和成团，然后擀成圆饼，放到平底锅里文火慢慢烤酥脆，焦香入脾，不但味道好，而且开胃。

石榴

孩子若是磨牙，可以生吃石榴，要带籽嚼服。

有一年和朋友去山西，夜间同住一屋，听到她磨牙，次日买了个石榴给她吃，当晚便好了。

代赭石

哺乳期的小儿奶积，可以用一点儿代赭石粉涂到母亲的乳头上，给孩子吸吮，可消化奶积。但是代赭石不可以长期使用，一般一两次就会改善症状。

保和丸

保和丸的主要成分是焦三仙、制半夏、茯苓、陈皮、连翘、炒莱菔子等。用于食积停滞、脘腹胀满、嗳腐吞酸、不欲饮食等情况。孩子小不会吞服药丸，家长可以把保和丸化成水给孩子喝。

其实，不止小儿会食积，大人也一样会。所以，想要吃得好、睡得着、没烦恼，饮食有节最重要！

CHAPTER FOUR

4

第四章

健康的中医生活方式

一个中医学习者的旅行装备

小　巫

　　临近新年和春节，不少人都有出游计划。作为一名资深中医学习者，外出旅行时我会常带一些装备。我把这些装备展示给大家，希望对大家有所帮助。

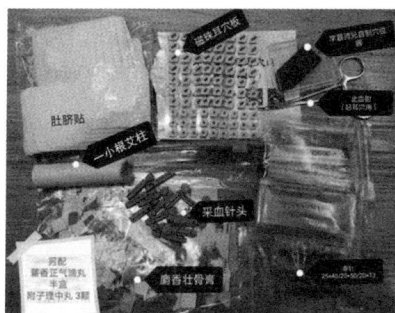

我的出游装备

　　图中虽然看起来不少，其实一个小号的自封袋就可以全部装下，并且能够随身携带。里面有麝香壮骨膏、肚皮贴、一小根艾炷、耳穴板、止血钳、毫针、放血针。这些东西具体都有什么作用呢?

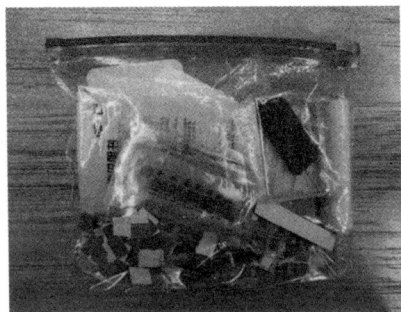

麝香壮骨膏

将麝香壮骨膏剪成1cm×1cm的正方形和1cm×Ncm的长方形，可以直接当穴位贴用。

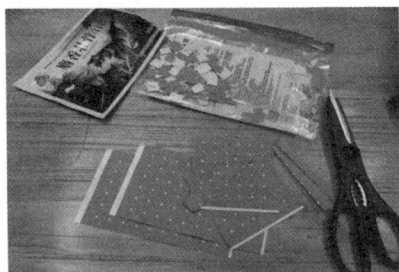

优点：操作简单，相对安全。

缺点：救急效果不如用针。

操作指数：★

风险指数：★

疗效指数：★

麝香壮骨膏走窜通经络的作用很强。前几天我的一个朋友在外出门着凉了，结果清鼻涕直流，鼻音很重。风寒感冒初起，在家洗个热水澡再好好睡一觉病情就能好转，可偏偏那天房间冷风十足，又没有条件洗热水澡。当时我身上只带了麝香壮骨膏，便用它模拟了针刺的液门穴透中渚穴，从小指和无名指的骨缝处开始，贴一排麝香壮骨膏，再加贴合谷穴、曲池穴。贴完同事的呼吸声渐渐地变浅，慢慢入睡，一觉醒来效果很好。

采血针

图里的东西其实是采血笔的针头。有一次坐飞机安检的时候，我的金属采血笔被翻了出来。从此以后，便

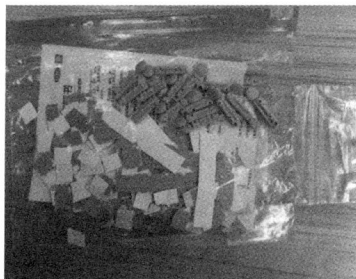

采血针

只带采血笔的针头。

优点：操作简单，没有风险。

缺点：晕血的朋友请谨慎操作。

操作指数：★★

风险指数：★★

疗效指数：★★★★

放血是老年人急救非常快速、有效的方法。碰到脑中风的患者，耳尖、十宣迅速放血，可以为抢救争取时间。

因为实热上火导致嗓子疼的朋友们，少商穴放血是立竿见影缓解症状的方法。放完血可以感觉到一股热气从指尖奔流而出，嗓子很快便不疼了。

耳穴板

用耳穴治疗失眠非常有效。旅行奔波，晚上却很难

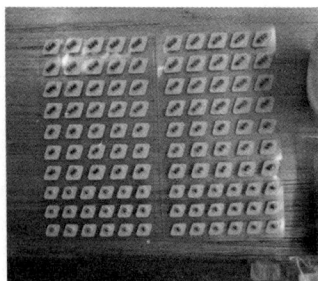

耳穴板

入睡，第二天精力不济。这时耳穴可以助你一臂之力。

优点：操作简单，疗效持久。

缺点：影响美观。

操作指数：★★★

风险指数：★

疗效指数：★★★★

一般我会带各种规格型号的耳穴贴，神经衰弱区贴一排，神经衰弱区贴一个，加上肝、脾、枕、低血压沟，贴满，起效非常快。

肚皮贴

优点：操作简单。

缺点：暂时还没发现。

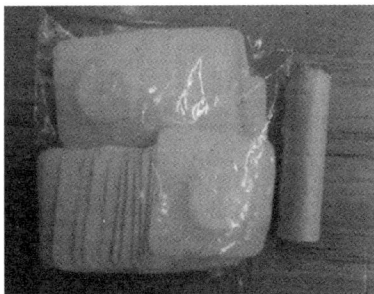

肚皮帖

操作指数：★

风险指数：★

疗效指数：★★★

对于一进酒店大堂就被冻透了的情况，揪一小团艾绒塞在肚脐里最合适不过了。当然，对于爱吃海鲜的人，藿香正气水是必备的。爱吃冷饮的人，附子理中丸是必备的，可以内服，也可以直接放到肚脐里。

针

小针方便又实用，记得带个口香糖盒子装用完的针。

优点：好用有效。

缺点：没有中医基础的人很难操作，有一定风险。

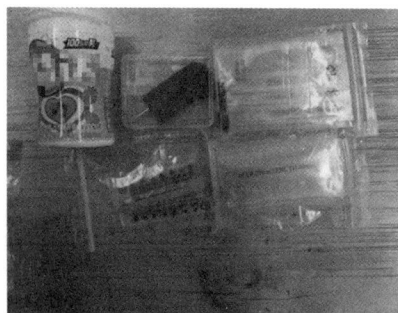

针

操作指数：★★★★

风险指数：★★

疗效指数：★★★★

心脏不舒服一针内透。急用的话，耳针比耳穴效果更快些。比如落枕，用液门穴透中渚透穴，然后让患者摇头，后溪穴再来一针，继续让患者留在床沿边，头来回晃动，然后就能缓解不少。

中医里的科学减肥法

Rebecca

　　人到中年，最怕听到别人说自己油腻。其实逃离"油腻"，最关键的一点是：不能太胖！

　　有人天天夜跑，有人天天去健身房，有人天天朋友圈打卡，即便如此，想减掉体重却很困难。

　　其实减肥也是有方法的。让我们先看看，一些常规的、常用的减肥方法有哪些。一种是通过节食减少摄入。这种方法的缺点是反弹快，瘦了以后有可能显老。另一种是健身加控制饮食。通过提高新陈代谢，以及合理的膳食方法来减肥。这种方法的缺点是比较累。

　　从中医的角度来说，人之所以会肥胖，有以下几种原因：

　　1."胖人多痰湿"，摄入过量的"肥甘厚腻"，无法吸收的营养变成痰湿。

　　2.气血不足，代谢能力不够。

　　3.体内有痰、饮、瘀，身体无法把营养转化为能量。

4.身体虚寒，为了自我保护身体会拼命囤积脂肪。

有些人前3条都占，这种人要减肥就不能单靠控制饮食和拼命锻炼了，而是要先把身体的气血打通，再进行适当的运动，才会有明显的效果。

前几日，我的好朋友来找我，说自己一直大运动量，饮食也很注意，并且还请了专业的健身教练。尽管十分努力，但是一斤也没瘦。我将给她治疗的过程整理成一个小小的医案供大家参考。

主诉：晨起手肿胀，偶有腰酸，下阴偶有瘙痒，有时心悸。

舌诊：舌红苔薄、舌根处舌苔略厚。

脉诊：沉细。

手指肿胀通常是水液代谢不利，加上舌象显示下焦湿热，应该是水热互结导致。所以我开了一个猪苓汤加车前子汤，让她先服7副。没想到一周不到，她就告诉我："不仅手不胀了，而且体重减少了2公斤……"

还有一位年轻的健身女教练，令我印象深刻。

主诉：吃饭后腿胀、饭后心下痞，晚上腿肿，痛经、痛时上吐下泻、月经延期40天以上、有血块、行经时腰酸，大便黏、小便少、不渴。舌淡红，苔薄略黄。脉左沉弦略涩，右脉沉。

既然腿肿又小便不利，有可能还是水液代谢不良。根据症状和脉象，我判断是水血互结。可是，用什么方呢？

我大胆开了四逆散加猪苓汤，两周后，她的水肿居然好了，体重还轻了几公斤。后来我在《金匮要略》里找到了她闭经水肿病症的原文："师曰，寸口脉沉而迟，沉则为水，迟则为寒，寒水相搏。""少阳脉卑，少阴脉细，男子则小便不利，妇女则经水不通。经为血，血不利则为水，名曰血分。""病有血分水分，何也？师曰：经水前断，后病水，名曰血分，此病难治；先病水，后经水断，名曰水分，此病易治，何以故？去水，其经自下。"

尽管有些肥胖不是真正的病，但目前各种"减肥理论"大多停留在能量物质代谢、燃烧脂肪的层面。其实人体的运转是一个很复杂的过程。人体从摄入食物到吸收了有用的物质，再到排出糟粕，所有脏腑组织都会参与。所以脂肪堆积是现象，不是原因。从中医角度看，必须从整体分析是什么导致了肥胖。

以上这两个案例，导致其肥胖的原因为水血互结。血和水，可以看作是代谢过程中的一个环节，也代表了分清泌浊的生理过程。排除病理产物（浊），代谢自然得以恢复，肥也就减了下来。当前很多减肥方法，由于指导思想单一，手段也非常简单。要么运动、要么节食、甚至直接泻下，这些都是不太科学的。拿运动来说，假如是因为能量不足导致的代谢低下，进而脂肪堆积，运动反而会消耗能量越减越胖，恶性循环。所以，减肥也一样需要辨证。

其实，中医里有很多非常科学的减肥方法。不仅可以让你身材美，而且还能以内养外，肤白貌美。但是每个人的情况不同，必须因人而异。记住，中医是最讲究辨证论治的学科啦！

越是夏天，越要提防生冷寒凉

明　澄

　　去年大暑之际我带孩子去西双版纳旅游，当地一个导游让我印象很深刻。路途中，导游很诚恳地跟我们说："这里盛产水果，但是天气这么热，我要劝大家少吃水果冷饮，否则容易中暑。极热之地必产极寒之物，请大家还是尽量少吃！"多么明事理的导游啊！在这之前的一天，带队的老师好心给几个孩子买了冰激凌，结果一个孩子腹泻，一个孩子中暑发热，还好我带着针药，帮他们全都解决了。极热之地必产极寒之物，这就是阴阳之道。同样的道理，极热之季也不可吃生冷寒凉之物。

　　这是为什么呢？

　　夏天人的阳气浮于表，而脏腑恰恰是偏虚寒的。所以老百姓常说"冬吃萝卜夏吃姜"。到了冬季，阳气收于内，所以要稍稍吃点凉润的萝卜。

　　从地域来看也很明显，比如茶叶市场，北方以绿茶为主，而南方以红茶为主。

再来看看井水。冬天的井水打出来就是温热的，而夏天的井水打出来是寒凉的。我们的脏腑在人体的最里面，不也如同这井在大地的深处吗？

夏天不仅要少吃生冷寒凉的食物，还要尽量不洗冷水澡。以前我姥姥厂里有一个年轻的锅炉工，才20岁，夏天烧了一天的锅炉，热坏了。就放了满满一池冷水跳了进去，再也没有醒来。第二天一早工友们发现了他的尸体，都说厂子里的水是地下水，夏天尤其的凉，这年轻的锅炉工太没常识了！

现在的饮料广告，表现的都是大热天喝冰镇的饮品，演员充分地表现出那个爽劲！这种广告不知害了多少年轻人！要知道"爽"字在古代就是败坏的意思。

十多年前，我先生的单位里来了个实习生，结果有一天早晨却没能来上班，后来打电话请我过去看他。见到我，他试图从床上爬起来，却连抬头都困难。支支吾吾地对我说："很后悔没听您的话，昨天晚上打篮球，满身大汗抓着一瓶冰可乐灌了下去，结果现在就坐不起来了，感觉心脏很难受。今天头也重的不行，下次再也不敢了！"好在年轻，给他扎了针，下午就恢复如常了。他们公司另一个小伙子也是，一年他在我家过中秋，上海的中秋热得和夏天差不多，他就冰了个西瓜，坐电脑前边打网游边吃。忽然我先生冲到楼上很紧张地喊我下去："你快来看看，他是怎么了？"我赶忙过去，这孩子已经瘫倒在座椅上，大汗淋漓，气喘吁吁，双眼无神，少气无力又恐慌地说："我……我看不见了！"估计他自己也吓得不轻。我和先生把他拖到沙发上，赶紧给他艾灸神阙穴，大约灸了一刻钟，他的汗收住了。我又给他扎了针，他吐了口气说："吓死了，我以为我瞎了呢！"我毫不客气地批评他："身体不好，又爱熬夜，竟然还敢吃冰西瓜？知道西瓜还叫什么吗？寒瓜！那么弱的肠胃还敢这么折腾！"

古人说得好啊！"衰后罪孽皆是壮时所造"。人在年轻的时候又有几个能听进去这个道理呢？所以生病不是坏事，生病能让人反省，借着病去改变自己的作息饮食习惯，才能让自己更健康。

我有鼻炎，夏天到底能不能游泳

Steven

时值盛夏，暑气逼人，这时候去游泳实再适合不过了，泳池里攒动的人头也算夏日独有的一景。各位家长们也十分愿意带孩子们去游泳，他们认为这样既可以锻炼体魄、强身健体，又可以嬉戏游玩、解暑消夏。但对于有鼻炎的小朋友，家长们又纠结了。"游泳会不会加重鼻炎？""游完泳要不要给孩子喝些姜汤？要不要再艾灸一下？"诸如此类的问题层出不穷。

游泳会加重鼻炎吗

其实只要鼻炎没在发作期，适当游泳是可以的。但孩子如果有鼻塞、流涕、喷嚏、咳嗽等情况就不太适合游泳了。在鼻炎发作期，身体已经有不适症状，再去游泳会增加身体的负担，也会使病程延长。而鼻炎没有发作的时候，说明身体是处于较好的状态，游泳并不会诱发鼻炎。

游多久比较合适

在露天游过泳的朋友一定有体会，刚下水的那一刻，水稍微有点儿凉，但是一旦游起来以后，就不觉得水凉了。这是因为人体在运动后，身体产生了热量，同时自我调节的机制在起作用，加上天气炎热，自然也不觉得凉了。但是要注意的是，孩子身体尚未发育完全，如果长时间在泳池中待着，也会着凉。尤其是有鼻炎病史的孩子，建议游泳时间在45分钟之内比较合适，最长不超过1小时。

游完要不要给孩子驱寒

泳池的水虽然体感有些凉，但尚在人体可承受的范围之内。游泳之后，只需要及时擦干身体，注意避风，不要马上喝冷饮，基本就可以了。不需要姜汤、艾灸之类的过度干预。如果孩子游的时间太长，游了一个半小时或者两小时，其实也只需要注意上述说要点，回家让孩子早点休息。接下来两天要是出现咳嗽、咳痰等症状再辨证治疗。过早地干预有可能会"帮倒忙"。比如，本来是湿气郁表，游完泳就给孩子艾灸，反而变成湿热夹杂，使治疗难度系数上升。

游泳消耗大，要吃什么补补吗

孩子处于生长发育阶段，又经常游泳，体力消耗确实大。但孩子恢复得也很快，在饮食方面还是建议以均衡膳食为主。当然，在鼻炎发作期的孩子，要尽量避免食用鱼、虾、牛奶、鸡蛋等高蛋白的食物。

我的好朋友曾诊治过一名患鼻炎的孩子，初有效果，但后面总是反复。寻问之下才得知，孩子是当地游泳队的。为了身体更强健，能跟上训练，教练让家长多给孩子吃高营养的食物。于是这位妈妈每天都给孩子吃牛肉，故而鼻炎总不好。在调整了孩子日常饮食之后，病情果然得到了缓解。但是为了训练和成绩，又不得不恢复每日高营养、高蛋白的饮食，所以鼻炎总是反复好坏，让人很无奈。

作为家长，孩子病了及时治疗，没有生病的时候也别瞎折腾，任何事都过犹不及。

几千年前的人是怎么刷牙的

Steven

在电视上，我们可以看到很多牙膏和牙刷的创意广告。这从侧面反映出，越来越多的人关注自己的牙齿。除了选用合适的牙膏、牙刷之外，正确的刷牙方法也非常重要。现在有这么多种牙膏和牙刷供我们选择，在古代，人们又是怎么对自己的牙齿进行清洁保护的呢？

中国人在两千多年前就已经懂得如何保护牙齿了，在《史记·扁鹊仓公列传》中就提出了导致龋齿的原因是"食而不漱"。在《礼记》中也提到"鸡初鸣，咸盥漱"。可见古人很早就开始注意口腔卫生了。

从先秦到两汉时期，古人对口腔健康、清洁牙齿等已经有了很高的要求。例如在《诗经·卫风·硕人》中，形容美人的牙齿很白用"齿如瓠犀"，意思是美女的牙齿和葫芦籽一样整齐洁白。

从三国两晋南北朝时期，古人已经懂得用盐来清洁牙齿。在刷牙工具没有发明出来以前，人们已经开始使用盐水漱口来清洁口腔。唐代孙思邈的《备急千金要方》中有"每旦以一捻盐内口中，以暖水含，揩齿及叩齿百遍，为之不绝，不过五日，口齿即牢密"。

为什么是用盐水来漱口呢？盐者，咸也。肾之味为咸，肾主骨生髓，牙齿的坚固与否，也取决于肾的强弱。故而用盐水漱口，暗合五行，既可清洁牙齿，也可使牙齿更坚固。

两宋时期，刷牙的时间已经很明确了。在《太平圣惠方》中指出刷牙要早晚刷两次。其中还记载了每日将柳枝、槐枝、桑枝等用水煮好当作牙刷，刷牙时还要蘸着姜汁。这可能就是药物牙膏的雏形了。其实，宋代已经出现了植毛牙刷，在宋代周守中写的《养生类纂》中就有这样的记载"盖刷牙子，皆是马尾为之"。而在《红楼梦》里，贾府吃饭前都要用茶叶漱口，而且还要用盐搽牙。

由此可见，我们的祖先很早便开始了对牙齿的护理和保护，也留下了许多实用又不失优雅的办法，尤其是用盐清洁牙齿的办法，简直让人赞叹。

牙齿和养生也有密不可分的关系。比如乾隆皇帝，每天起床后和睡觉前都会叩齿36下，据说这样做能够养护肾气。

古人在对牙齿的研究和养护上不输现代人，不得不佩服老祖宗的智慧啊！

你怎么把自己炼成"上热下寒"的

明　澄

我们的头部对应天，脚部对应地，所以古人说"头要凉，脚要热"是健康的状态。如果反过来，则成了"危哉寒下而热上"，就会引发很多身体的不适。

你的身体是怎样一步步变成上热下寒的呢？明代龚居中在《福寿丹书》里说过："每八月一日后，即微火暖足，勿令下冷无生意，常欲使气在下，不欲泄于上。"这段话其实是在告诉我们，在秋冬两季，一定要让两只脚保持温热的状态。只有脚是暖的，才能使气在下肢。气在下，脚走路就有劲。"人老腿先衰"，如果气浮于上，就会心肝火旺，甚至肝阳上头，人也会老得快。

因此要想办法引热下行，把气导到下面，这样身体才会充满生机。可是看看现在的流行打扮吧，很多女生冬天穿丝袜或直接光腿，还有穿七分、八分、九分裤露脚踝的，这种最可怕。

脚踝是大关节，寒邪直入，危害甚凶。有位东北的医生朋友说，每年都能碰到几个尿血的爱美青年，大抵是因为冬天还穿着露脚踝的裤子。

《黄帝内经》说："冬三月，此谓闭藏，水冰地坼，无扰乎阳，早卧晚起，必待日光，使志若伏若匿，若有私意，若已有得，去寒就温，无泄皮肤，使气亟夺，此冬气之应，养藏之道也。逆之则伤肾，春为痿厥，奉生者少。"冬天这三个月，养生的关键就是"闭藏"，很多动物都选择冬眠，而作为万物之灵的人类，也要息心匿志，"猫冬"。还要去寒就温，做好保暖工作也是闭藏。要知道"诸寒收引，皆属于肾"，你所受的寒，都会归入你的肾，损耗肾阳。肾阳不足的人，首先表现为做事有心无力，记忆力衰退，腰酸腿疼，怕冷畏寒。尤其到了春天，"木旺水衰"之际，肝气（木）旺盛，而肾气（水）衰微，更容易出现肾的问题。肾所主的疾病，其中就有一个是"痿厥嗜卧"。"痿"是中医的病名，主要见于肢体筋脉迟缓、软弱无力，严重的则肢体不能运动。而"痿厥"则是指下肢无力并且厥冷。这个问题的原因就是冬天没有闭藏好，尤其是下肢的保暖不够，不能引火归原，从而形成了上热下寒。

除了穿得少，冬天睡得晚，还有剧烈运动，频繁地洗澡、刮痧、拔罐也都是扰乱阳气使人不能好好闭藏的行为。春天的时候除了痿厥，还容易出现流鼻血，以及温病。而女性若是冬天熬夜多，到了春天脸上会容易长斑。这个斑也叫"水锈"，水即"肾水"。

"冬不藏精，春必温病"。每年的冬末春初，都很容易有流行性的疾病发生。2002～2003年SARS流行的时候，有个很有意思的现象，那就是青壮年感染的居多，而老弱幼反而少。这是因为老弱幼作息比较规律，而青壮年因为工作、事业打拼，冬天熬夜过多，所以到了春天抵抗力非常低下。

身体底子好的人，在冬天偶尔做了几次扰乱阳气的行为，在春天也许不会有明显的症状，但是会容易犯困，春天"奉生者少"，没有足够的精供春天的生发。

那么，除了好好的闭藏，做好下肢的保暖，还有什么方法可以帮助我们更好地引火归原吗？

方法1：散步的时候，可以做深呼吸，缓慢地把气深深地吸入，用意念往下导引。

方法2：睡前躺在床上，做深呼吸时，每吸一口气，想象着这口气吸到了照海穴，可以很好地引热下行，帮助睡眠。前几天一个晚上，我儿子睡前突然说："妈妈，我的右耳好烫，你摸摸看。"我就教给他这个方法，孩子的经络真是通畅，只不过试了几下，他就说不烫了，然后头一歪，已然睡去。

"真人呼吸到踵"，踵就是脚跟，肾经起于小趾之下，斜走足心，出于然谷之下，循内踝之后，别入跟中。"呼出心与肺，吸入肝与肾"，做深呼吸，可以帮助人体调整肾的纳气功能，纳气功能好了，敛藏功能也会变好。"立冬晴，一冬凌；立冬阴，一冬温"，如果立冬的那天阴雨迷蒙，则这年注定是个暖冬。暖冬天地的敛藏都不够，到了春天还会倒春寒，更容易有温病暴发。

所以，为了春天有个好身体，让我们在冬天主动闭藏，养好自己的精，藏好自己的阳，来年春夏就能生龙活虎了！

油腻，为什么是中年男人的标签

Rebecca

　　一杯冰啤酒、一份小龙虾，窝在沙发里熬夜看球，是多少男人津津乐道的事情。也因此，世界杯过后，社会上又会多出一批"油腻的中年人"。

　　中年油腻男人的标配是：油腻的头发、油腻的皮肤、大大的啤酒肚，还有整天一副没精打采的模样。

　　除此之外，你还会发现这些男人整天懒洋洋的，能坐着绝不站着，能躺着绝不坐着。尽管睡了一夜，但早上起床后仍然没什么精神，甚至还会觉得没力气，头重脚轻。一到晚上，却又精神百倍，玩游戏、看球一点都不困。

　　其实这一切也不能怪他们懒惰、不求上进，谁不想拥有八块腹肌、人鱼线？从中医的角度分析，一切都源于"湿浊"二字！湿性黏着，又阻遏阳气。阳气不能正常生发，自然会感觉无精打采，不想动弹。再者，脾主四肢，脾又喜燥，一旦被湿困住之后，人也会感觉四肢沉重乏力。就算有运动的想法，但是稍微一动，身体很快就会表示"这活太累，干不动了"。

湿浊是怎么产生的呢？产生湿浊的罪魁祸首就是：熬夜、冰啤酒和小龙虾！

为什么是熬夜

熬夜会令血难以回肝。肝为刚脏、喜疏泄喜条达，而长期熬夜会令肝气郁结，也会让肝脏一直处于"干烧"的状态，也就是中医学说的"郁而化火"（就好比炉子里的水已经很少了，下面的火还在烧）。身体里"火"在烧着，代谢不掉的垃圾和废水就会被烧得越来越浓稠，久而久之变成了痰浊甚至是老痰。不仅如此，肝也主情志，肝气郁结之后，人也会变得比较纠结，不开朗，哪儿还有心情去运动锻炼？

为什么是冰啤酒、小龙虾

湿、痰、饮、在中医学里指的是人体内代谢不掉的废弃体液，它们浓度高于正常体液。这是由于人体营养过剩，或者脾胃虚弱无法消化吸收摄入的营养所产生的。长期喝冰啤酒、冰饮料，会造成脾胃寒湿内盛，身体激发自我保护机制，拼命堆积脂肪为肝脏保暖，所以"啤酒肚"就是身体对自己的一种保护。过食油炸、辛辣的小龙虾，令脾胃难以消受，未能消化的物质就会堆积在体内。

湿浊很难处理吗

中医学认为，湿性重浊黏腻，如油裹面。因此，无法通过汗被排出体外。利水的方法可能也行不通，这些湿比正常体液浓度高，流动运行也缓慢，利水时，正常体液都利走了，湿还在半路上。单单利水，容易造成正常体液的大量流失，得不偿失。况且，如果湿浊积累到一定程度的人，过量运动量也会造成体内水分的大量流失，这样一来，就会又阴虚、又湿。

怎么判断体内有湿呢

第一，各位可以看一下自己的舌苔，如果舌苔很厚或者很腻（像刷了一层厚厚的浆在舌头上），说明体内有痰湿积聚。第二，平时上完厕所留意自己的大便，如果大便不成形，比较散烂或者溏泄，也说明了体内的有湿。第三，就是自己的体感了，如果经常觉得四肢沉重乏力，头像是被湿毛巾裹住，人也懒得动弹，也说明体内有湿。

八邪和八风是疾病的出入口

明　澄

　　人体的十个手指之间有八个缝隙，十个脚趾之间也有八个缝隙，这些缝隙往往会被忽略。比如手和脚洗完之后大家都会擦手心手背、脚心脚背，而这些指趾缝隙，却很少有人认真地把里面的水分擦拭干净。可别小看擦缝隙的小动作，它可以让你免除很多病邪的侵袭。

　　手上的八个缝隙，其实是八个穴位，统称"八邪"。简单理解就是致病的八种邪气，分别为：风、寒、暑、湿、饥、饱、劳、逸。这几个穴位怎么找呢？手背向上，微握拳，指蹼缘后方赤白肉际处。"赤白肉际"这个词很多人不理解，我们的手背皮肤与手心皮肤颜色不同，手心颜色较白，故称"白肉"，手背颜色较深，故称"赤肉"。"白肉"属阴，"赤肉"属阳，"赤白肉际"其实就是阴阳交界处，这也是为什么很多好用的穴位都在"赤白肉际"。

　　"八邪"能够祛风通络、清热解毒，治症颇多。除了"八邪"，手上还有"上八邪"，也是非常好用的穴位。"上八邪"就在"八邪"的上面，我们可以用一手的四指按在另一手的"八邪"上，然后沿掌骨缝隙向上循推，推到推不动处，也就是掌骨结合处，便是"上八邪"。临床时可以用"八邪"透"上八邪"，也可以单独使用"上八邪"。比如常见的类风湿患者，可以常用艾灸贴贴"八邪"和"上八邪"，如果用艾灸，则要注意提前准备好烟灰缸和镊子，避免烫伤自己。

用针刺泻法扎"八邪"，也可以治疗类风湿。"八邪"主治手指关节麻木疼痛、手背肿痛、头项强痛、咽痛、齿痛、目痛、疟疾、烦热，还能治疗妇科疾患、神志疾病等。如果不幸被毒蛇咬伤，还可以将"八邪"加上"八风"同时放血解毒。

"八风"就是我们脚趾的八个缝隙，学针灸的同学，经常会把"八邪"和"八风"搞混。其实，只要记住"走路生风"联想到脚，就可以记住"八风"是在脚上了。

"八风"也是八种致病的虚邪贼风，按照节气和方位，冬至后，从南方来的风名曰"大弱风"，影响心脏；立春后，从西南吹来风名曰"为谋风"，会影响脾脏；春分后，从西方吹来的风名曰"刚风"，影响肺脏；立夏后，从西北吹来的风名曰"折风"，影响小肠；夏至后，从北方吹来的风名曰"大刚风"，影响肾；立秋后，从东北方吹来的风名曰"凶风"，影响大肠；秋分后，从东方吹来的风名曰"婴儿风"，会影响肝；立冬后，从东南吹来的风名曰"弱风"，会影响胃。

所以古人常说："避风如避箭，避色如避乱""圣人避风如避矢石"等。"风为百病之长"，避风实乃第一大事。

脚上的八风穴同样出于赤白肉际，主治足跗肿痛、脚背红肿、足趾青紫、足趾麻木、疟疾、脚气、趾痛、头痛、牙痛、月经不调、恶疮、传染病发热等。和手上一样，脚上也有"上八风"，找法也和找手上的"上八邪"一样。

了解了"八邪"和"八风"，我们平时应该怎么使用它们呢？

首先，洗完手脚，要把手指缝、脚趾缝擦干净，不给风邪寒湿侵入人体的机会。

其次，可以在没事时，双手交叉撞击，刺激"八邪"想加大力度，也可以单独用左右手的同一穴相对撞击，比如大拇指与食指张开，左右手交叉对撞，然后再依次撞击"八邪"的其他几邪。对于中风后遗症、脏腑虚弱、视力不佳的患者有很好的改善作用。

最后，每晚临睡前，可以用梳子柄或者刮痧板，从"上八风"往"八风"方向刮拭几十下，对于睡眠障碍、胸闷气短、焦虑、脾气暴躁会有很好的改善。孕妇适当刮一刮，还能避免生完孩子后乳腺不通、无乳的现象。

中国人为什么要……

明　澄

意大利的罗莎是个可爱的姑娘，她爱学习，也喜欢看中国的电视连续剧，研究我们的风俗习惯，还会问我各种问题。上次她从意大利来上海，住在我家，我们就一起聊到了半夜。

"嗨！你知道吗？我在中国发现了一个奇怪的现象。"

"什么现象啊？"

"中国人很热情也很有礼貌，可是千万不能中午的时候给他们打电话。我每次中午给中国人打电话，对方的语气都有点儿不乐意，甚至很不愉快。还有人很不客气地对我说，下次不要这个时间打电话过来。这是为什么啊？"

我笑了笑："哦，很多中国人都喜欢睡午觉。你这个时候打电话过去，影响了人家午休，所以会恼火呀。"

"那中国人为什么要睡午觉？"

"中国人讲究的是睡子午觉。子就是子时，夜里的

11点到凌晨1点，一定要处于熟睡的状态中。午就是午时，中午的11点到13点，最好也要睡一觉。"

"为什么一定要睡呢？"

"中国有一本伟大的医书叫作《黄帝内经》。这本书里面有一句话'春夏养阳，秋冬养阴'。养阳，就是养心阳、心神；养阴，就是养肾阴、肾精。在一天当中，午时对应夏，子时对应冬。所以这两个时辰最好是在睡眠中度过，才能更好涵养人体的阴阳。尤其是夏季，白天长，人体消耗过大，一个午觉可以很好地补充体力，让人精力充沛。"

"原来是这样，我懂了，以后我也要睡午觉！对了，我还想知道，中国人为什么要坐月子？"

"坐月子对女性的产后恢复很重要。因为女性在生产时，全身骨缝都会打开，要百日才能闭合。所以很多女人生完孩子屁股变大，脚也变大，就是这个原因。"

"那骨缝打开会怎么样？"

"骨缝打开加上产后虚弱，风寒湿之类的外邪就会乘虚而入，容易落下病来。很多人的风湿关节病，就是月子期间没有注意得的。所以，月子里不能碰冷水，注意避风，都是为了不生病啊！我刚生完孩子出院时，我的妈妈把我的耳朵眼都用棉花给塞上，防止进风。而且，在家里也不让我穿拖鞋，以免将来脚跟痛。"

"哇！原来是这样啊！我觉得你说得太对了！我们家住在意大利的海边，那里没有坐月子的习惯，很多老年妇女都被风湿、类风湿病折磨，我妈妈的骨头都变形了，非常的痛苦。以后，我也要坐月子！你再给我详细地讲讲月子要怎么坐吧！"

"虽然我们说是坐月子，满月就可以出门。但是，因为骨缝要百日才合，所以在三个月以内都不能吃生冷寒凉的食物，不能碰冷水，还要注意避风。"

"这样就可以了吗？还要注意什么呢？"

"月子期间还要注意补充营养。中国有句俗话叫作'一孕傻三年'。"

"这是为什么？"

"妇女在孕产时大耗气血，气血不足也会导致脑力不足。所以很多女性在孕产期变得非常敏感脆弱，一点点儿小事都会刺激到她们，不是她们的心眼变小了，而是因为气血不足啊！很多产后抑郁症也是这个因素造成的。中国古代有个很厉害的中医，叫作朱丹溪，他提出，产后的病要大补气血为先。所以，坐月子的时候要多吃一些汤汤水水，能够滋补的食物。"

"嗯，我记住了，还有吗？我听说中国人坐月子的时候不能刷牙洗头洗澡，是这样的吗？"

"洗浴，刷牙、洗头、洗澡是可以的，但是要讲究方法。刷牙可以用软毛牙刷，刷的时候注意不要弄伤牙龈。最好用生姜煮的水洗头，在室内没有风的地方洗，洗完尽快把头发吹干。洗澡也是一样，要注意避风，最好选在晴天的中午。另外，还有一个猪胆方可以产后用。用一枚猪胆，菟丝子、益母草、木黄连各10g煮水给新生儿沐浴，可以强身健体避免痘疹。同时给产妇洗下身，有助于除秽，排恶露，修复受损的阴道，预防产后疾病。"

"这么厉害啊！一些中国朋友说外国人不用坐月子，是因为外国人身体比中国人身体强壮，这个观点对吗？"

"哈哈哈，这些人只看到贼吃肉了，没看到贼挨打啊！"

"嗯？这话又是什么意思？"

"我的一个老师在加拿大生活，碰到很多年轻的女性患有类风湿，手指关节变形。因为她们不坐月子，也不穿秋裤，冬天室外很冷，想着出门有车，车上有暖气，应该不会受寒。却不知道从温暖的室内走向车子的这段距离，虽然没有感觉到寒冷，但是因为在室内温度高，毛孔是张开的，外部气温低，寒邪就很容易侵袭身体。她们是得了病还不知道什么原因造成的。我的老师还有个美国患者，生完孩子第三天就下水游泳，也落下了关节病、妇科病。谁说强壮的人月子里就不需要注意了？一样会生病的。只是大家没有注意。中医讲的就是'上治未病'。"

"胃病？是肚子痛的'胃病'吗？"

"不是肚子里那个胃，是未来的未，就是高明的医生能够在病还没起来的时候就把它阻断了。我的妈妈说'再好的金疮药不如不划口'。所以平时注意，少折腾，就会少生病。"

"哦，我明白了。"

"另外，中国人把经期叫作小月子，这段时间也要注意避开生冷寒凉。妇女病无非是经、带、产等问题，而这些病多数都是经期和月子期间落下的。比如我的一个朋友，十几岁来月经时，不懂事，吃了很多冰激凌，结果发展到最后得了红斑狼疮；还有些贪凉的女生容易痛经。所以中国人喜欢吃温热的食物，中医也反复强调让大家少吃生冷寒凉的食物，就是这个原因啊！"

"这样啊？请帮我换杯热水。"

这姑娘，还真是上士闻道啊！

开塞露真的没有副作用吗

Rebecca

便秘是我们生活中很常见的问题，小到几个月大的婴儿，大到老年人，都有可能发生便秘，有的甚至长期便秘。通常情况下，一些医生建议使用开塞露，理由是开塞露见效快，立竿见影，而且老少皆宜，基本没有副作用。

那么真的是这样的吗？首先让我们来看看开塞露的组成：甘油$C_3H_8O_3$+纯水或硫酸镁（$MgSO_4$）或山梨醇（$C_6H_{14}O_6$）。不管是其中的哪一种，它们的作用只有一个——高渗透脱水。人体正常排便，必须肠道内要有足够的津液。打个比方，粪便如果是一艘小船，津液就是河流，要想让粪便顺利排出体外，必须要有足够的水分，才能推动粪便小船游出肠道。因此，开塞露可以让更多的水分，渗入肠腔软化大便，并刺激肠壁，反射性地引起排便反应，同时，甘油本身也能起到一定的润滑作用。

但是长期使用开塞露，会令肠壁水分过度流失，从而导致肠壁失去弹性，直肠壁更加粗糙干燥，大便更难以排出，从而进一步加重便秘。久而久之，还可能增加患肠癌的风险。另外，由于开塞露是通过强行刺激肠壁达到反射性排便，所以很多人刚刚开始使用时，会很快有排便的感觉，但是长期刺激大肠壁会发生什么呢？必然大肠壁对刺激感到麻木，最终导致开塞路不再那么好用了。

我们为什么会便秘呢？还是让我们回到上面的比喻，粪便小船要能顺利出海，除了要有充足的津液，还要有足够的气。所以，儿童便秘常常是因为相火太旺，肠道干燥，没有足够的津液来运送粪便小船所导致的。而老年人便秘，有很多是因为气不足或者气和血都不足（血也是津液的一种）。干涸的河流，没有气的"鼓舞"，粪便小船当然也无法"扬帆起航"。

有没有一种既安全又可以代替开塞露的东西呢？其实早在东汉年间，医圣张仲景就在《伤寒论》里就提到过蜜煎导。原文如下："阳明病，自汗出，若发汗，小便利，津液内竭，虽鞭不可攻之，当自大便，蜜煎导而通之。"这个蜜煎导是用蜂蜜做的。《神农本草经》上说蜂蜜"主心腹邪气，诸惊痫痓，安五脏，诸不足，益气补中，止痛解毒。除众病，和百药，久服强志轻身，不饥不老"。蜜煎导是纯天然的,可以被身体自然吸收,并且因为蜂蜜性甘、平,既能润燥,又能滑肠,可以软化大便,刺激肠壁,又没有副作用,婴儿、孕妇、老年人都可以安全使用。

蜜煎导的制作方法

原材料:蜂蜜适量。

准备器材:勺子1个、土豆挖槽备用。

制作步骤:

1.取适量蜂蜜加入容器内,其量可多可少,少则用一个大点的汤勺,一次做一两颗,多则可用一个小锅或其他容器,不要直接用铁锅。

2.蜂蜜放到小火上熬,可一边熬一边搅拌,不要熬焦了。这个过程的目的是去掉蜂蜜中的水分,水分蒸发到一定程度就可以趁热塑形,冷却后就成固体了。

3.待蜂蜜熬到变色时,可以用筷子蘸一滴蜂蜜放到冷水中,如果蜂蜜入水以后马上凝固成块,就说明蜂蜜已经熬了。

4.熬好的蜂蜜离火,晾至手可以触摸的程度时趁热做成锥状的小长小条(如果是小孩用可酌情做得小一点儿),冷却,备用。

5.或用半个土豆，挖几条槽，将蜂蜜倒入槽内，即迅速变凉成形，两头尖中间粗较好用。

6.肛裂或大便秘结时使用，将此小条塞放入肛门内，马上以手挟住臀部以免滑出肛门，充分发挥其对整个肠道的滋润和营养作用。一会儿等腹中产生便意，即可无痛苦排便。

7.若做得太多一次用不完，可用保鲜膜密封，存放在冰箱里，用时晾到常温即可使用。

便秘虽然不是什么大病，可是长期的便秘，不仅会引起肛肠类疾病，还会引起精神类疾病。女性长期便秘还会面色无华，面生色斑等，所以患便秘，一定要及时解决。

"改变"人类历史进程的——痔疮

Steven

疾病，自人类诞生伊始便伴随左右，有的甚至在人类历史上留下了浓墨重彩的一笔。例如，夺走欧洲大陆1/3生命的"黑死病"，肆虐整个非洲的疟疾，而我们今天的主角——痔疮和这些疾病比起来并不太起眼。

不过，相信有过痔疮发作经历的患者们，一定能了解痔疮发作时的痛苦，站着、坐着都是一种煎熬，任何一点儿姿势的变换，都会挤压到痔疮，从而引发疼痛。

从中医角度来看，痔疮的产生多数因为久坐血脉不行，久行气血纵横，经络交错。劳累过度、湿热下注以致浊气瘀血流注肛门等。还有就是非常喜欢吃辛辣刺激的食物和爱饮酒。

俗话说"十人九痔"，从中我们不难看出，痔疮是一种十分常见的疾病。尤其对于老年人来说，排便比较费力，在用力的过程中肛周压力增大，难免导致痔疮出血。而年纪大了气血虚弱，恢复的过程也相对缓慢，危害健康的程度也较大，需要多加注意。一些重度的痔疮，需要手动辅助还纳，有的患者选择手术切除的方式"一劳永逸"。但是这个方法仅仅解决了短时间内不再脱出，无法保证不再复发。更别提术后，患处恢复期的疼痛和换药、排便的痛苦……

内服中药是很不错的选择，用补中益气等的方法来提升下陷的中气，帮助痔疮自行还纳。同时还可以使用外用的栓、塞、药膏清凉活血，减轻疼痛。

除了平时规律饮食、少食辛辣油腻之外，还有什么办法可以有效地预防痔疮呢？有条件的可以买一款带有冲洗功能的坐便器，便后及时用温水冲洗肛门是很不错的选择。

不睡觉，农药变毒药

明　澄

　　今年看到好几则"年轻人猝死"的新闻，因长时间通宵，过度劳累而不幸猝死，有的才20岁。这样鲜活的生命，葬送在自己的手里，可以想像他们的父母该有多伤心。

　　在这些新闻下面，我看到一条网友的留言："之前我因为长期熬夜黑白颠倒，突然连续好几天心脏跳得特别快，白天都能感觉到心很慌，之后再也不敢熬夜了。"多么真实的感受，老祖宗说："一夕不睡，百日难复。"更何况这几个猝死的年轻人，该有多少个"夕"用多少个日夜才能填补。秋冬季本来就是人体进入收藏的季节，而收藏的最关键一步就是——早睡。

　　老子说过："归根曰静，静曰复命，复命曰常，知常曰明，不知常，妄做凶。"每天按时入睡，就叫归根。只有归根，生命才能保持正常的轨道循环往复。不认识自然规律而轻举妄行，自会有灾祸发生。

很多年前，我被一家公司邀请去做健康讲座。中午的阳光很明媚，照在员工的脸上。可他们其中很多人年纪轻轻却气色欠佳。当讲到"最好的养生就是早睡，早睡是最好的良药"时，我看到一个部门经理撇了撇嘴，"早睡？那我们的工作就不要做了！"这是他们的常态，晚上加班到凌晨，早晨睡到很晚。后来，那个经理私下和我聊天，非常希望我能帮她调理一下。她才三四十岁，却满脸黄褐斑皮肤粗糙，眼眶凹陷，并且月经紊乱。我想了想，还是很认真地劝她早睡。终究她没有听进去，而且振振有词："成年人的睡眠每天需要七八个小时，我每天都能保证充足的睡眠，我认为我的身体状况和睡眠没有关系。"

谈话不欢而散……令我想起阿难曾经问佛陀："您的法力这么强大，为什么不能救助所有的人？"佛陀不语，默默捧起一些细沙，只见细沙从他的指缝中不停漏下。佛陀问阿难："是手里留下的多？还是漏下去的多？

很多人都只知道成年人需要睡八小时，却不知道按时睡觉的重要性。有过熬夜经验的人会有一种体会，23点之前人会非常困，过了23点就会变得很精神，再想睡也很困难了。这是为什么呢？因为在21点到23点是亥时，此时入睡，最是符合天道。23点是子时，一过子时一阳生。子对应的是老鼠，阳气虽然只有一点儿，但是却异常活跃。《黄帝内经》云："凡此十一脏，皆取决于胆。"这句话是说要呵护好子时的阳气。如何呵护？就是好好睡觉。子时少阳胆经当令，少阳就像一个刚发芽的小苗苗，一半在地下，一半在地上。虽然稚嫩，却充满生机。如果好好呵护，就能长成参天大树，如果没有善待，后面的肝、肺、大肠、胃、脾、心、小肠、膀胱、肾、心包、三焦等十一脏，无法好好的运转……

崴伤脚能冰敷吗

明　澄

　　去年年底，一个学生问我能不能帮忙看一个崴伤的外国朋友。这位外国朋友崴伤后，弄了个冰桶把脚埋进去冰敷，然后就彻底不能走了。那个外国朋友当时表情痛苦，只能靠在椅子上，我先在她伤脚对侧的手上扎了一针让她活动伤脚，几分钟后她说大有好转。但是局部碰上去还是很痛。

　　冰敷固然能止痛收缩血管，但是崴伤后局部充血，毛孔大开，冰敷会让寒气进入体内，尽管内部出血止住了，但气血也凝滞不通了……如果处理不当，很可能会留下后遗症。

　　前阵子，我妈妈的脚也崴伤了，打电话来问我怎么办，我说患处用药酒，然后放血，我妈妈照做了，我以为就此好了。谁知两天后我妈发照片给我看，竟然更严重了。只见放血处皮肤溃烂，整个脚面肿得老高，她自己痛得不行，于是我又问她，还做了什么治疗，我妈妈很不好意思地说："那天放血后还有点儿疼，我就冰敷了两天。"

接下来，我妈妈在床上躺了近一个月。其间我开了中药给她内服外敷，肿是消了，但是溃烂处一直不收口。我用手触摸患处，发现溃烂处的边缘已经发硬，她自己感觉是麻木的，年纪大的人本身气血就虚，循环流通也不如年轻人。同样受伤，老年人的伤口恢复一般都比年轻人慢，这种情况下再冰敷，会导致气血瘀堵不通，雪上加霜……于是每天早上我用火针给她扎一下，连续三天患处终于收口了。

还有一个朋友说自己崴伤了脚后进行了冰敷，肿胀已退，但还是走路一瘸一拐，我当下心中不忍，便对她说不可以这样。她第二天一早来找了我给她扎针，再用了药酒驱寒后，她开心地说脚的感觉完全正常了。冰敷的确可以起到暂时止痛的效果，看起来也能够遏制肿胀，但是寒气入里的后果可能会很严重。

崴伤后，究竟怎么做才是比较好的呢？崴脚后应先自我检测一下受伤程度，如果脚踝还能活动，周围也没有明显的肿胀，就是轻度的。如果第二天肿痛得厉害，甚至站立困难，可能是韧带损伤。如果崴伤后马上肿胀，而且疼痛得无法走路和站立，说明除了韧带损伤较严重以外，还有可能关节脱位或者骨折，这种情况最好马上去医院。

崴伤后既然不能冰敷，那能热敷吗？答案是也不能，如果马上用毛巾热敷只能加剧出血或肿胀，热敷一般是在患处消肿之后。

对于崴伤，中医外治的方法其实有很多：

方法1：比较轻度的踝关节扭伤，建议找对侧手上的"小节穴"，进行推按，边推按边活动崴伤的脚。

方法2：找耳穴上的脚踝处，贴耳豆或者用两指捏住穴位进行强刺激，同时活动伤脚。

方法3：对于又肿又痛的患者，可以找专业的医生在局部找到比较明显的瘀络，进行点刺放血。

传统伤科的疗法，基本以活血化瘀为主，而民间常用的偏方也有不少。在地里挖几条蚯蚓，撒上冰片白糖，蚯蚓化成水后外涂（这个方子还能治烧烫伤）。农村路边很常见的土牛膝也是一味治崴伤的好药材，土牛膝加食盐捣烂敷患处，用绷带固定，每日换一次即可，也可以用药外敷。栀子15g，乌药7.5g，雄黄3.5g一起碾成细末和匀，用时掺入一些面粉，加白酒和成糊状外敷，对于扭挫伤、脱位和骨折都有效。也可以用白酒和三七粉进行外敷。

中医其实就是好习惯

明　澄

前些日子和几个朋友去捏脚，其中一位技师对我的朋友说："您的脚平时是不是还容易痒啊？"朋友点头称是。技师接着说："您这其实就是湿气重的一种表现。"朋友再次点头，技师边推按边继续说：其实您想治好也不难，先改变一下作息时间，每天早点睡，别吃太油腻，坚持一段时间就会明显改善。

其实中医就是好的生活习惯，也许短时间内看不到什么成效，但是坚持几个月或半年，再和之前的身体做对比，你就会发现变化非常明显。

善于养生的老奶奶

小时候有年暑假，我去爸爸的一个农村朋友家玩，和他们家的老奶奶住一屋。老奶奶那时已经九十几岁了，却精神矍铄，听力也很好。刚开始有那生活的前几天，我非常不适应，晚上没有电视看，吃完晚饭收拾收拾就上床睡觉了。早晨起床时，满院却找不到一个人了……他们都下地干活去了，包括老奶奶！

有人说，养生就是"跟着太阳走"。日出而作养阳，日落而息养阴。阴阳涵养得当，自能形与神俱得养天年。老奶奶就是这句话的践行者，她没有不切实际的欲望。每天想得最多的就是管好家，看好地，踏踏实实过日子，永远乐呵呵的，把每一天过好，就十分满足。

萧伯纳说人生最大的痛苦有两个：一是欲望得不到满足，二是欲望得到满足。这句话总结得很到位，我们大多时候不正是在欲望得到满足后的失落空虚与得不到满足时的渴望迫切中煎熬吗？

怎么解决？老祖宗早已经给了我们答案：中道。不偏不倚，不好也不坏，或者叫：刚刚好。比如宋玉描述的经典美女长什么样呢？增一分则太长，减一分则太短，着粉则太白，施朱则太赤。完美得没办法做任何加减，标准的"中"。

还有个字也能体现"中"，那就是"益"字。"益"现在是一个褒义词，其时最初并不是。看看这个字的上半部分，就是水；下半部分是盛水的容器。整个字的形象是水漫出来了，所以这个字的意思是"溢"。但是后来人们的欲望增大，总觉得多多益善。于是就把"益"当做好处、增加，那用什么表示水漫出来呢？就把原来的"益"字加上三点水成为"溢"。庄子有一句："善养生者不益生"

那庄子的这句话是什么意思呢？其实就是善于养生的人不会瞎折腾，不做过分的事情。没事儿不会琢磨着去吃维生素、钙片、保健品、补药。

其实，世上最好的良药就是早睡。

当身体感到疲劳时，就听从身体的需要，倒头去睡，这样才能及时调整好。看看那些重症、恶性疾病，哪一个没有长期疲劳史呢？然而多数人当身体感到疲倦时，不是选择去睡觉，而是选择吃补品，是不是本末倒置了呢？

"京瘫"有风险

明　澄

有个现象很有趣，东方人的传统衣着都是以宽松、舒适为主，看上去很随性，但是家具却是硬木的，让人必须保持端正之姿。而西方人发明的领带、西服、皮鞋、文胸……都是让人感到束缚的、难受的，但他们的家具却是软陷的，比如沙发，还有五星级酒店配的床和枕头。坐硬木的椅子，很难"瘫"，而沙发，"不瘫"很难。

记得小时候看过一篇外国孩子写的优秀作文，说的就是他家的沙发，感觉非常舒服，但是陷进去人就什么都不想做了，于是他跟沙发做了很久的思想斗争，最终振作起来，坐回了传统的高背木椅。

中国人常讲的"精气神"体现在哪里？就在日常的姿态里。我们坐卧硬木家具，当时可能有些不舒服，但是起身后却不觉得累。但是坐卧柔软家具后，精力却很难恢复，尤其高级酒店的软床，起床后常会觉得腰酸背痛。

端坐，还能保护我们的脊柱。一位正骨的师傅说临床时发现很多胸椎错位的患者都有靠在沙发上或软垫上长时间的看书或者电视的习惯。这类人出现手麻无力的情况，应该是除了胸椎，颈椎也有了问题。经常这么瘫坐，头部被往前挤压，颈椎后凸，就很容易形成"大椎包"，就是在大椎那里厚起一块，侧面看比较显老，因为一般老年人常见。

当这里凸起，说明气血不通，经络瘀阻。脑供血不足容易出现头晕、头痛、彻夜难眠、记忆力衰退、耳鸣或者耳聋，甚至会恶心呕吐，而且局部会感到僵硬、酸痛，上肢也会麻木。当"大椎包"出现后，人的头部也会不自觉的前倾，颈椎的负担就更大，呼吸也会减少。所以要告别"京瘫"，从端坐开始。

跷着二郎腿久坐，会妨碍腿部的血液循环，久而久之容易造成静脉曲张。二郎腿还容易导致"O"型腿，跷二郎腿时，由于上位腿受力不均，向内倾斜，位于膝关节外侧的"腓侧副韧带"受到持续牵拉，使其松弛，若再有骨关节炎，就很容易形成膝关节半脱位。女性还容易引起妇科病，因为跷二郎腿的时候，会导致局部温度升高，这样在会私处形成温暖潮湿的环境，可引起细菌大量繁殖。同样的道理，也会影响男性的生殖健康。而跷二郎腿最大的危害就是造成骨盆歪斜，骨盆相当于身体的地基，脊柱是房屋的梁柱，地基歪掉，梁柱也会受影响，而五脏六腑是挂在脊柱上的，所以一些慢性病就会相应的出现。而骨盆歪掉，还会造成长短腿，下肢无力，或一侧酸麻。可是，有些人不跷二郎腿就难受，这是为什么呢？其实就是肾虚了。肾主骨生髓，虚则下肢乏力，难以支撑身体，所以要双腿交叠才能坐着不累。

为了身体健康，还是告别"京瘫"，从改变姿态开始。

预知肿瘤的方法就在你的手腕上

金小新

很多人对中医的脉诊法很好奇，不明白三个手指头摸一摸怎么就能揣度脏腑的吉凶，这科学吗？

大家去看小孩子的脉与老年人的脉，是完全不一样的。小孩子的脉是柔软舒和的，老年人却往往是弯曲僵硬弹性差的。如果一个老年人的脉象如孩童般柔缓舒和，他的脸色一定清爽明亮，这也是长寿的象征。

古人将中医四诊分为四种层次，称为"神圣工巧"。分别对应四诊的"望闻问切"。而作为测脉的"切诊"，其实是一个技巧。因为望之无所凭借，闻之倏忽已逝，问之赖人心悟。唯独脉诊，是一个真切的脉管摆在你的手下。只要用心体会，仔细揣摩，可以感知脉上的细微变化。

假使一个人受寒，他的脉管会收缩，脉感上紧张度提高。而到了夏天气温升高，气血舒畅，脉就表现出柔软的体象。这都是很容易体会出来的脉感。一个人如果长年累月保持着柔软的脉象，身体一定是比较健康的。一些肿瘤患者脉象的共同点是很坚硬，紧张度较高。

当下的时代，人蒙昧于生死，柴栅于疾患。一听到癌字便五雷轰顶，意志沉沦。却不知如何在未病或将病时去预防。将身体寄托于仪器，而不晓得形质见诸仪器，已在沉重之时。

一个真正要去养生的人，平时可以多观察自己的血脉，让它始终柔和。一旦有紧张坚硬的脉象出来时，便要调整作息，调畅情绪，尽量使脉重归柔和，而不是盲听盲从信一些补药的广告。

我们的脉跳是由心脏搏动带动血液运动产生的。脉跳的有力与否，其实表明了心脏功能的好坏。临床上多见心脏疾病的患者，脉微弱而无力。有兴趣的读者，可以试试对比下壮年男子与迟暮老人脉跳力度的差异，你会有一个更直观的感受与结论。

中医教你倒时差

Maggie

上个月去欧洲游玩，去的时候时差反应不大，回来的时候怎么也睡不着，时差难倒啊！

先来说说时差问题的产生，牵涉三个方面：

格林尼治标准时间

格林尼治天文台在英国伦敦南郊原，是世界地理经度的起始点。国际标准时间也称为格林尼治时间，又称世界时。各地都有各地的地方时间，如果对国际上某一重大事情，用地方时间来记录，就会感到复杂不便了。而且将来日子一长容易搞错。因此，天文学家提出了一个大家都能接受且又方便的记录方法，那就是以格林尼治的地方时间为标准。所以英国伦敦是0时区，北京是东八区。也就说，格林尼治时间是1日0点，那么北京是1日早8点。

飞行方向

向西飞行：时间延长了。乘坐飞机向西飞行时，我们相当于向比自己所在地时间晚的地方飞行。这意味着这一天的时间变长了，因此你的身体有更多的时间进行调整。

向东飞行：时间缩短了。乘坐飞机向东飞行时，我们相当于向比自己所在地时间早的地方飞行。这意味着这一天的时间变短了，因此你身体的调整周期就要延长。难怪回来的时候倒时差更困难……

生物钟和子午流注

地球上的所有生物都有"生物钟"，人体随时间节律有时、日、周、月、年等不同的周期性节律。例如，人体的体温在24小时内并不完全一样，早上4点最低，18点最高，但差别在1℃以内。

子午流注将人体气血运行比拟为水流，从子时（23点）到午时（11点），再从午时到子时，随着时间先后不同，人体阴阳盛衰，营卫运行，经脉流注，时穴开阖，都与自然界同样具有节律变化。这在《灵枢·经脉篇》《营气篇》，以及《难经·一难》《难经·二十三难》都有记载。

从子时（23点）开始到寅时（5点）结束，气血运行到胆，胆经旺，胆汁推陈出新；气血运行到肝，肝经旺，肝血推陈出新；气血运行到肺，肺经旺，将肝贮藏的新鲜血液输送百脉，迎接新的一天到来。

晚间睡眠就是在养护肝胆、养护血。血属阴，主敛藏。一日之中寅时开始人身体各部开始由静转动，各部分对血、气的需求量都开始增加，这时肺作为"相傅之官"就一定要担当起均衡天下（身体）的职责，一旦"宣发""肃降"失职，就会造成严重的后果。比如身体各部对血、气的需求量的增加，会加重心脏的负担，这就是许多心脏病患者死于凌晨三、四点的原因。健康的人这时应该是深睡状态，即通过深度睡眠来完成生命由静而动的转化。可是，身体虚弱的人或老年人这时会出现失眠或醒来，是因为身体各部位对血的需求量增加，相应的脑子得到的血减少了，用中医的话说，就是只有"宣发"没有"肃降"了。

在我深受时差煎熬的那几天，我的老师又一次伸出了援助之手。元胡10g，合欢皮30g，蝉蜕5g，夜交藤30g，两剂。第一天：把一剂药煎煮两次后合并药液，分别在午餐和晚餐后分两次服用。当天晚上虽然有醒来，但很快就又睡着了，一直到早晨七点多起床。第二天：

我就把药量减轻了，一天只在晚餐后服用了一半的药量，睡眠基本正常。第三天：晚餐后把剩余的一半药量服完后睡眠就正常了。

从老师给的方子来看，合欢皮和夜交藤的量最大，应该是君药。

合欢皮：根据《神农本草经》记载："合欢，味甘平。主安五脏，利心志，令人欢乐无忧……生山谷。""合欢树其叶如槐叶甚繁密，木似梧桐但枝软。其枝互相交合，风来辄自解开，故因名曰合欢，俗又呼为交枝树也。"

夜交藤：与何首乌为同一植物。后者为其块根，前者为其藤茎。何首乌善补肝肾益精血；夜交藤善养心阴而安神。药用部位不同，功效亦有差异。夜交藤因夜里它的藤茎会自动相互交合，故名。藤类药既取象于风性走窜，又取象于人体经络血脉，能够上下沟通条达。所以一味夜交藤把血脉不通，血里有风都照顾到了，同时它又能养心安神。而方内的另两味臣药，元胡活血行气，蝉蜕有镇静作用，通常用于小儿夜啼。

最后，可以根据自己的实际情况辨证论治，使用一些简单的中成药，如天王补心丹和酸枣仁丸也是不错的选择。